明明白白心电图

主编　柳俊　王莺　（第五版）

MINGMING
BAIBAI
XINDIANTU

广东科技出版社
全国优秀出版社
·广 州·

图书在版编目（CIP）数据

明明白白心电图 / 柳俊，王莺主编. —5版. —广州：广东科技出版社，2023.5 （2025.1重印）
ISBN 978-7-5359-7977-3

Ⅰ. ①明… Ⅱ. ①柳… ②王… Ⅲ. ①心电图—基本知识 Ⅳ. ①R540.4

中国版本图书馆CIP数据核字（2022）第192018号

明明白白心电图
Mingmingbaibai Xindiantu

出 版 人：严奉强
责任编辑：李 旻
装帧设计：友间设计
责任校对：于强强　廖婷婷
责任印制：彭海波
出版发行：广东科技出版社
　　　　　（广州市环市东路水荫路11号　邮政编码：510075）
销售热线：020-37607413
https://www.gdstp.com.cn
E-mail：gdkjbw@nfcb.com.cn
经　　销：广东新华发行集团股份有限公司
印　　刷：广州市东盛彩印有限公司
　　　　　（广州市增城区上邵工业区工业二路1号　邮政编码：510700）
规　　格：787 mm×1 092 mm　1/16　印张19　字数380千
版　　次：2002年7月第1版　2005年4月第2版　2010年7月第3版
　　　　　2013年9月第4版　2023年5月第5版　2025年1月第44次印刷
定　　价：48.00元

如发现因印装质量问题影响阅读，请与广东科技出版社印制室联系调换（电话：020-37607272）。

编委名单

主　编　柳　俊　王　莺

副主编　马　虹　单宏波　何建桂　黄伟侨

编　委（按姓氏笔画为序）

王慕璇　李若汝　陈珍严

栾鲁黎　程　颖　廖新学

插画制作　单宏波

序　言

　　自20世纪初Willem Einthoven研究发明了弦线型心电图描记器，并从体表记录到心电活动以来，心电图学经历百年发展和完善，已成为独立的心电信息学。目前，心电图检查已成为心脏科常规检查项目，也是其他临床学科中非常重要的一项无创性检查方法。因此，掌握心电图的基本知识是每位临床医务工作者必备的基本功。尽管近年来有关心电图学的专著和参考书不少，但它们往往重理论而缺乏实际可操作性，阅读之后常不知所云或不得要领，难怪不少实习医生、年轻医生甚至心脏专科医生觉得学习心电图是一件很难的事情。为此，广大读者，尤其是初学心电图者，迫切希望有一本与众不同的心电图学启蒙读物，供其学习参考。由中山大学附属第一医院心内科柳俊博士和王莺医师主编的《明明白白心电图》一书，正好解决了心电图深奥难学的难题。主编根据临床实践需要和十多年教书育人的切身心得体会编撰本书，全书不仅图文并茂，且把深奥、枯燥的心电图学变得通俗易懂、易学易记，使读者能在尽可能短的时间内初步掌握心电图的基本知识，达事半功倍之效。本人有幸能先睹之，拜读全书得益匪浅。本人认为该书有以下特点：

　　1. 将心电表现与心脏解剖紧密相连，将心电活动和心脏机械活动有机地联系起来，真正让心脏在读者的视野中"跳动"起来。

2. 通过"宽、窄、快、慢"4字法则，抓住心室电活动与机械活动这条主要思路，使读者能在较短时间内从心电角度评估患者心律失常，尤其是室性心律失常的危险性，并据此迅速确立相应的诊治措施，为抢救危重患者赢得时机。

3. 将复杂的心电理论用卡通与对白设计的形式予以描述，内容生动，可读性强，形象风趣，揭开了心电图蕴藏的奥秘，展示了其"庐山真面目"，不仅解决了不少心电图学习中的疑点和难点，而且增强了初学者学习的信心，提升了学习的趣味性。

4. 将复杂的心电图内容以通俗、风趣且精辟的语言予以表述，风格独特，简明扼要，条理清晰，新颖实用。

鉴于本书的上述特点，相信只要接受过医学培训的人员都能看懂、学好，故本人愿将本书推荐给广大医学生、实习医生、年轻医生、心电图室医技人员和心脏专科护理人员。相信本书的出版发行，将对我国心电图学的普及起到积极推动作用，故乐以为序。

中山大学附属第一医院心内科　陈国伟

2002年3月

前　言

　　作为已有三十多年教龄的临床工作者，我很理解见习生、实习生、住院医师、进修医师、专科护理人员和医技人员对心电图知识的渴望，对他们在阅读心电图中遇到的困难和困惑，诊治心律失常患者时所流露出的无助深表同情。与所有初学者一样，我也有过类似的经历：阅读大本的参考书时，常反复受阻于书中的某一两章而难以继续。既花费了时间，又没有什么收获，弄得自己身心疲惫，真是无可奈何！越是年轻的医务人员，越是临床第一线的主力军，越是有太多的东西要学，时间对于他们来说就显得越不够用。对于这些经验尚不十分丰富的一线医护人员来说，他们最感兴趣的、最渴望的莫过于如何尽可能在短时间内从心电图或者心电监护屏上评估心律失常的危险性并做出相应的处理，不至于提心吊胆。本书正是基于这一目的而编写的。

　　心室是心脏乃至全身最重要的"零部件"，它跳动得特别快或特别慢时，都将引起心室泵血减少而危及患者的生命。因此，书中涉及的心律失常内容，主线条是以反映心室电活动和机械活动的"宽、窄、快、慢"4字法则展开讨论的。根据我多年为本科生授课，为进修医师举办心电图专题讲座以及开办临床心电图提高班等教学活动得到的反馈信息，只要是医学专业的，无论层次如何，都能听懂并能在以后的工作中充分使用这个法则。

　　依稀还记得我的一位老师曾经以"班长举例"来让学生理解心电图的一些内容，直到自己从事心内科工作，慢慢体会心电图中蕴藏的奥秘，才明白老师用心良苦。因此，本书中也会推荐"从上至下""班长举例""等级概念"等帮助读者理解心律失常，以增加趣味性，使读者真正做到在理解中去记忆。"黄绿医生，阻手阻脚，右手举红旗"作为连接肢体导联时的口诀，也是我从他人口口相传中学到的，有趣又实用，所以一并推荐给大家。

　　感谢老一辈专家们在心电学这块土地上孜孜不倦的耕耘，他们撰书立说，为我们留下了宝贵的财富。读到本书的同仁，如果确能从中学到或者掌握一些阅读技巧的话，我更希望你们能够带着"宽、窄、快、慢"这条思路去翻阅那些大本的参考书。这样，我编书的目的也就差不多达到了。

心电图的内容是有道理可讲的，不能简单地当作"看图识字"来学习。学好心电图也需要时间，最要紧的是能够读懂，这样才能耐着性子往下看。特别说明的是，书中第一章第三节，为了向读者强调"正常心脏，房室传导系统是心房与心室之间心电联系的唯一通道"这一概念，使用了图1-9。图中特意勾画出心房肌与心室肌在心脏纤维环水平不直接相连。虽然全书其他的示意图均未再突显这一特点，但敬请读者牢记"心房和心室从外观上看是连在一起的，但实际上心房肌与心室肌不直接相连"，才能更好地理解心电图。

心电图在心血管病急危重症诊治中的重要作用是不言而喻的。2000年，欧洲心脏病学会/美国心脏病学会基金会/美国心脏协会/世界心脏病联盟（ESC/ACCF/AHA/WHF）联合发布了首版《急性心肌梗死通用定义》，到2018年已更新至第4版。根据指南内容，对书中的"病理性Q波""心肌梗死分型和诊断"等概念都做了相应更改；急性心肌梗死分为急性ST段抬高型心肌梗死（STEMI）和急性非ST段抬高型心肌梗死（NSTEMI）；诊断则以血清肌钙蛋白T/I（CTnT/I）增高为导向，即发现该心肌损伤标志物增高，再努力去寻找诸如胸痛症状、心电图、影像学等心肌缺血证据的方式。而我国在培训年轻医务人员时，强调先问诊、体格检查，再结合必要的辅助检验和检查结果，经过鉴别诊断、综合分析，最终才得出正确的诊治计划。实际上，这两种不同的临床思维方式在临床工作中都会用到，读者在阅读本书时可重点关注相关章节的内容。新的抗心律失常药物进展仍较慢，乙胺碘呋酮在预激综合征合并心房颤动时的使用地位有所下降，一些新的药物本书中也做了适当介绍。宽QRS波心动过速的鉴别诊断历来备受临床关注，最近20年来采用体表心电图判别宽QRS波心动过速的诊断方法层出不穷，既快速且准确性高，本书中一并推荐。

愿大家有更多的收获。

主　编

2022年12月

Contents
目 录

第三章 正常心电图 / 045

第四章 心律失常总论 / 051

第六章 缓慢型心律失常 / 161

由于逻辑关系呈现的需要，第七章虽然内容少，但不便纳入其他章节，故单独成章。特此说明。

引 子

看看这份心电图，首先映入你眼里的是什么波群？

问问自己，为什么它一下子就映入你的眼里了呢？

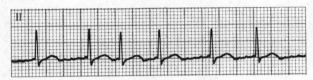

再看看这份心电图呢？

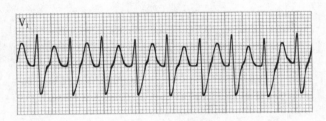

这份呢？

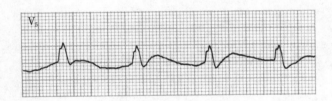

答案：

当然是QRS波群首先映入眼中，因为它"体形高大"，所以引人注目。

第1份图QRS波的宽度是窄的（0.08s），速度是快的（>100次/min）。

第2份图QRS波的宽度是宽的（>0.12s），速度也是快的（>100次/min）。

第3份图QRS波的宽度也是宽的（>0.12s），速度是慢的（<60~70次/min）。

本书谈到心律失常时，就从QRS波的"宽、窄、快、慢"着手，看看怎样快速读懂心电图，并迅速做出反应！

其实所有心电图均可以用"宽、窄、快、慢"4个字来总结其特点，不信自己试试看。

要想练得真功夫，还是先打好基础，别着急，认真看看第一章吧，以后的内容就容易多啦。

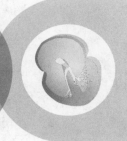

心脏解剖与生理功能

第一节

心脏概述

| 重 点 |

1. 心脏由心房、心室构成，其主要功能是泵血。

2. 心房、心室从外观上看连在一起，但房室不会同时收缩。

3. 房室呈顺序收缩和舒张，这种机械性活动是由"解剖"和"心电"决定的。

一、心脏的大体解剖

1. 心脏是由心房和心室构成的。可理解成心房在上，心室在下。

2. 心房和心室从外观上看是连在一起的，见图1-1。不过从剖面图上看，心房肌与心室肌并不直接连接。

3. 组织学上，心房、心室主要是肌肉组织，肌肉收缩发挥"泵"的作用。

4. 心室腔大于心房腔，心室肌比心房肌厚得多，左心室肌厚度是右心室肌的3倍。

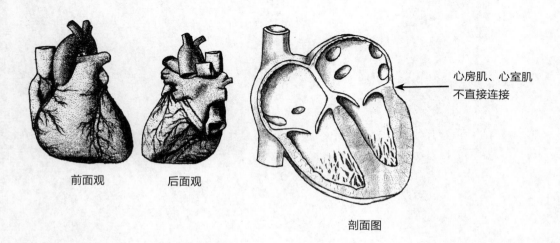

前面观　　　后面观

心房肌、心室肌
不直接连接

剖面图

图1-1　心脏前、后面观及剖面图

二、心脏的生理功能

1. 泵血功能：心脏将静脉血"拿回来"，经肺气体交换后，再将血"泵出去"，不断循环。心脏其他功能（如内分泌功能）不在本书叙述之列。

2. 心房、心室从外观上看是连在一起的，但心房与心室不会同时收缩。

3. 心房、心室呈顺序收缩和舒张：当心室收缩时，心房舒张；当心室舒张时，心房收缩，见图1-2。心脏这种机械性活动与后面章节将谈到的心电活动密切相关。

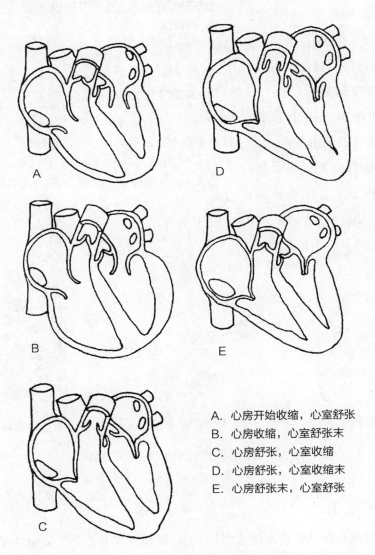

A. 心房开始收缩，心室舒张

B. 心房收缩，心室舒张末

C. 心房舒张，心室收缩

D. 心房舒张，心室收缩末

E. 心房舒张末，心室舒张

图1-2　心房与心室呈顺序收缩和舒张

第二节

心肌细胞的分工

| 重 点 |

1. 心肌细胞是心脏的基本功能单位。正常心肌细胞有4大生理特性：自律性、兴奋性、传导性和收缩性。

2. 如果测定每个心肌细胞，则每个心肌细胞的4大生理特性各有侧重。归纳起来，心肌可分为特殊心肌和普通心肌2大类（表1-1，图1-3）。

表1-1　特殊心肌与普通心肌的生理特性

生理特性	特殊心肌	普通心肌
自律性	+	－
兴奋性	+	+
传导性	+	+
收缩性	－	+

注：（1）特殊心肌：窦房结、结间束、房室结、希氏束、左右束支、浦肯野纤维。

（2）普通心肌：心房肌、心室肌。

（3）特殊心肌＋普通心肌＝心脏所有的心肌成分。

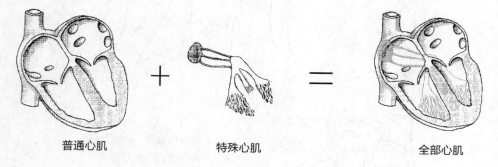

普通心肌　　　　　特殊心肌　　　　　全部心肌

图1-3　心肌由特殊心肌和普通心肌组成

一、特殊心肌

特殊心肌即心脏的传导系统（图1-4），发挥"发号令／发放电冲动"和"传号令／传导电冲动"的作用。

1. 由窦房结、结间束、房室结、希氏束、左右束支和浦肯野纤维组成，只占整个心脏肌肉的小部分。

2. 其最大特点是具有自律性。自律性表现为每分钟自动"发号指令"，即发放指挥性电指令次数的能力。

（1）窦房结的自律性为60~100次/min。

（2）房室结的自律性为40~60次/min。

（3）心室的自律性<40次/min。

3. 正常时，窦房结发放的每一次指令传给心房，同时也传给房室结；房室结再将此指令继续往下传至心室。详尽过程会在后文提到。

**可将"特殊心肌"形象地
比喻成医院的"领导"**

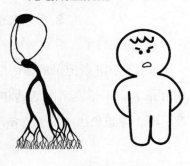

图1-4　特殊心肌示意图

二、普通心肌

普通心肌即心房肌和心室肌，发挥"泵"功能（图1-5）。

**可将"普通心肌"
形象地比喻成医院的"群众"，即医生、护士**

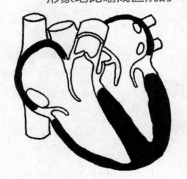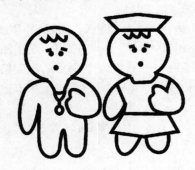

图1-5　普通心肌示意图

1. 由普通心房肌和心室肌组成，占整个心脏肌肉的绝大部分，与心脏"泵"功能相适应。

2. 其最大特点是具有收缩性，一般无自律性。普通心肌病变时，则可能具有自律性，导致心律失常的发生。

3. 心房肌、心室肌接受窦房结电指令后"除极"，之后才有肌肉收缩和舒张的机械活动。所谓心室肌的"除极"，可理解为窦房结的指令经房室结传至心室肌，使全部心室肌"过一次电"！心室过电后才会收缩。"除极"俗称为"过电"，心电图记录的QRS波，是心室电波！肉眼所见到的心室收缩，则是在"过电"之后发生的机械性活动。这与灯泡有电才能发光的道理一样。

4. "电"（兴奋）—"机械活动"（收缩）耦联。

（1）先有电，后有机械活动。

（2）心电图记录的是心肌的电活动（除极和复极），而不是机械活动（收缩和舒张）。不得混淆电活动和机械活动的概念。阅图者在看到心电波（P波、QRS波）时，应想象出心房、心室跳动（收缩和舒张）的样子。

 精彩联想 ▶

1. 心脏就像一个社团（表1-2），要靠特殊心肌（领导）和普通心肌（群众）的分工合作，才能正常运作。了解这一点对理解以后章节的内容，特别是心律失常一章的内容至关重要。到时，就更容易理解什么是早搏性质（主动性、提早、快速）的心律失常，什么是逸搏性质（被动性、推迟、慢速）的心律失常了。

表1-2 各种社团中领导和群众的划分

社团名称	领导	群众
班级	班长、副班长、其他班委	班里的同学
科室	主任、副主任	科里的同事
医院	院长、副院长	医生、护士等医务人员
市	市长、副市长	全市居民
…	…	…
心脏	特殊心肌：窦房结、房室结等	普通心肌：心房肌、心室肌

2. 因此，不难理解正常心脏的活动（电活动和机械活动）总是在窦房结（心脏的最高领导）的指挥下进行的。如果心脏的其他组织不听窦房结指挥或窦房结本身工作能力下降，则可发生通常所说的"心律失常"。

第三节

心肌细胞的合作

| 重 点 |

1. 正常情况下，窦房结是心脏的最高领导，心脏的一切活动（电活动和机械活动）都是在窦房结的指挥下进行的（图1-6）。

2. 从解剖学角度来说，心房与心室之间广泛相连，房室接壤处形成"房室沟"。从心电学角度来说，房室交界区（房室结与希氏束）是心房与心室之间"电"的唯一的联系。

3. 以窦房结发出的一次电指令为例：①心房得到电指令后除极产生P波，电指令同时经房室交界区缓慢下传是产生P-R间期的主要因素，心室得到该电指令后除极产生QRS波。至此，窦房结发出的该次电指令便使整个心脏的肌肉全部"过电"一次。②接受电指令后心电发生改变了的心房肌和心室肌必须回复到原来的状态（即所谓的除极和复极过程），以准备迎接下一次窦房结指令的到来，在心电图上产生复极的Ta波和T波，因Ta波较小且常被QRS波遮盖，故心电图上通常见不到Ta波。③在正常情况下，每一次窦性激动便依次在心电图上体现为P波—P-R间期—QRS波—T波，重复出现。

4. 心室，特别是左心室，其重要性是不言而喻的。因此，作为心脏最高统帅的窦房结，将"设法"让其指令传至心室。掌握这一点，有助于理解"心律失常"章节中涉及的任何想做"统帅"的异位激动都将竭尽全力去支配心室的道理。

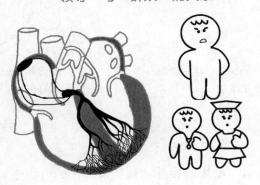

可将心肌细胞的合作形象地比喻成"领导"与"群众"的关系

图1-6　心肌细胞的合作

一、窦房结

窦房结是心脏电活动和机械活动的总司令、最高统帅，属特殊心肌细胞——当领导的。

1. 发放电指令。其自律性在心脏传导系统中最高，为60~100次/min。正常心脏的"领导者"非窦房结莫属。

2. 其电指令既传给心房，使心房除极产生P波，同时也传给结间束，经房室结、希氏束、左右束支、浦肯野纤维，最后传至心室，使心室除极产生QRS波。

3. 正常心脏的每一次跳动都是在窦房结的指挥下进行的。确立窦房结在心脏中的至高地位，对理解心律失常，尤其是缓慢型心律失常中的病态窦房结综合征极有帮助。窦房结也会有出问题的时候，就像班长（主任、院长……）会生病，此时不能指挥全班（科室、医院）完成活动一样。

4. 窦性心动过缓时心率<60次/min，窦性心动过速时心率>100次/min。本书将心率（心房率和／或心室率，尤其是心室率）<60次/min定为缓慢心律失常，心率>100次/min定为快速心律失常。"宽、窄、快、慢"4个字中的"快、慢"便由此而来。

二、心房

正常心房肌属普通心肌——普通群众、干实际活儿的。

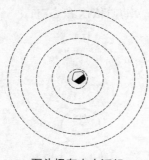
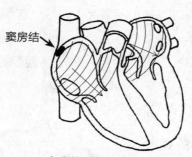
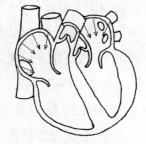

石头扔在水中泛起的涟漪

窦房结

心房的除极：自右上角往左下角方向

心房的收缩：同除极方向。因时间短，看起来左右心房同时收缩

图1-7　心房除极和收缩示意图

1. 心房肌接受"最高统帅"的电指令后，电激动从右上至左下在普通心房肌中扩布（传导），使整个心房肌除极，产生心电图上的P波（图1-7）。

2. 除极后的心房肌要复原，谓之"复极"。该过程中电激动的传导方向自左下往右上，产生心电图上倒置的Ta波。

3. 必须强调的2个问题。

（1）心房、心室从外观上看连在一起，但当电激动扩布到房室接壤处时，不会直接进入心室。否则房室将同时除极，随之而来的便是房室同时收缩，这显然与心脏生理状态不同。

（2）心房肌除极后不久（约0.04s）心房开始收缩。当见到P波时，头脑中应有心房收缩这个概念，但不能把P波说成"心房收缩波"。P波表示的是心房的"电"波！

 精彩联想▶

心房与心室不会同时收缩，原来是心脏电活动决定的！从外观上看，心房、心室连在一起，但两者之间"电"的联系必须通过房室传导系统（房室结等）才能实现，参见图1-6和图1-9。

三、房室结

房室结属特殊心肌细胞——当领导的。

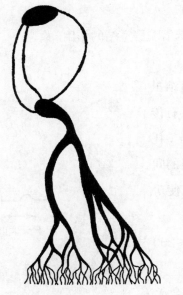

房室传导系统（图1-8），尤其是房室结，是正常心脏心房与心室之间"电"联系的唯一通道；通过房室结的电激动使心室除极产生的QRS波多是正常宽度的QRS波，也叫窄的QRS波、室上性的QRS波。

图1-8 房室传导系统（特殊心肌）示意图

💡 **上述语录的多层含意** 房室结是房室间电激动传导的唯一途径，具有生理性延迟作用和滤过作用；见到窄QRS波，表示使心室除极的电激动来自室上性，有助于初学者很快弄懂心律失常。"宽、窄、快、慢"4字法则中的"宽、窄"由此而来。

（一）位置特殊，像"夹心饼"，上有心房，下有心室

房室结是"领导阶层"中的第二把手，相当于副班长、副主任、副院长……。

（二）房室之间"电"联系的唯一通道（图1-9）

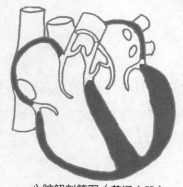
心脏解剖简图（普通心肌）

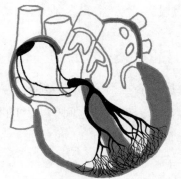
心脏电学简图（特殊心肌+普通心肌）

图1-9 房室结（房室传导系统）是房室之间"电"联系的唯一通道

1. 注意：解剖上房室是广泛连在一起的。

2. 可用古人所云"自古华山一条路"来借喻房室结的作用。

（三）生理特性和作用

1. 生理性延迟作用（图1-10）：房室结虽属特殊心肌细胞，但因其迷路样结构，故具有传导减速的特征。电激动在房室结中传导减速（耗时约0.06s），实际上便"拉开"了房室除极的间隔，即"拉开"了机械性的房室收缩序列，使房室不至于同时收缩。

2. 滤过作用（图1-11）：通常只能让≤200次/min的电冲动通过（偶尔可更多）。

确保心室率（电活动和机械活动）不会太

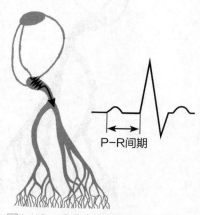
P-R间期

图1-10 房室结的生理性延迟作用

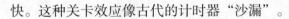

快。这种关卡效应像古代的计时器"沙漏"。

窦性心律（心房率60~100次/min）时，滤过作用不明显。

心房扑动、心房颤动（心房率250~600次/min）等快速型室上性心律失常中，滤过作用表现突出。

3. 房室结自律性为40~60次/min，"能力"低于窦房结，故正常情况下不能做"统帅"，只得听命于窦房结，负责将室上性电激动传至心室。

4. 房室结本身的电活动要借心房（P波）、心室（QRS波）的电活动来反映。

5. 电激动经房室结后，继续沿希氏束、左右束支和浦肯野纤维迅速下传至心室，使整个心室除极产生宽度为0.06s左右（<0.12s）的QR波。

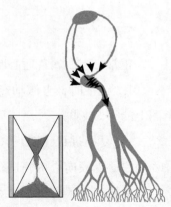

图1-11　房室结的滤过作用

四、希氏束、左右束支和浦肯野纤维

希氏束、左右束支、浦肯野纤维，属心脏的领导阶层（图1-12）。

1. 希氏束：电激动在其下部"兵分两路"分别进入左右束支。

2. 左右束支：电激动传导快，将窦房结（室上性）的电指令分别传至左右室。

3. 浦肯野纤维：与左右束支相连，像"网"一样分布在两侧心室的心内膜面。这种结构让窦房结（室上性）下传的电指令迅速传遍整个心室，让左右心室几乎同时开始除极。

4."心室自律性"实际上指的是心室内浦肯野纤维的自律性。浦肯野纤维因自律性

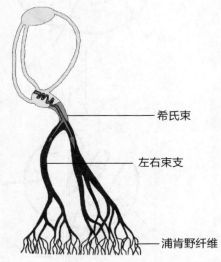

　　　　　　　　　　　——希氏束

　　　　　　　　　　　——左右束支

　　　　　　　　　　　——浦肯野纤维

图1-12　希氏束、左右束支和浦肯野
　　　　　纤维网示意图

低，故正常时也不能担当"领导者"，只得听命于窦房结和/或房室结，发挥传导作用。

五、心室

正常心室肌属普通心肌，是普通群众、干实际活儿的。

1. 正常时，电激动经浦肯野纤维网迅速扩布至整个心室，心室除极产生心电图上的QRS波群。

2. 复极过程（图1-13）：除极后的心室肌要复原，谓之"复极"。尽管该过程是自心外膜向心内膜进行的，但心电向量的方向却仍是指向心外膜的。因此，心电图上便产生了与QRS主波方向相同的、直立的T波。（按常规推理，先除极的心肌应先复极，但为什么正常心室肌却是先除极者反而后复极呢？请参考第二章第二节有关心电向量的内容）

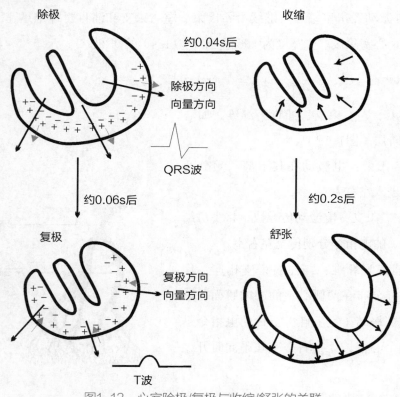

图1-13　心室除极/复极与收缩/舒张的关联

3. 必须强调的几个问题：

（1）像心房那样，心室除极后约0.04s心室便开始收缩，当你看到QRS波时，头脑中应有心室收缩这个动作，但不能把QRS波说成"心室收缩波"，它是心室除极时产生的"电"波。

（2）人要活命，心房活动可无，但必须有心室的活动（电活动和机械活动）。心室如此重要，以致发生心律失常时，无论是主动性心律失常还是被动性心律失常，异位的电激动最终都"希望支配心室"。

（3）室上性（窦性、心房、房室结）的激动（早搏或逸搏）下传心室产生的QRS波往往是窄QRS波；室性异位激动（早搏或逸搏）引起的心室除极往往产生宽QRS波。

见到宽QRS波时，提示可能是室性异位激动使心室除极（过电）所致；见到窄QRS波时，提示可能是室上性激动下传心室使之除极（过电）所致。

心电图的任何表现都是有序可循、有理可讲的；
坚决反对学习心电图时，当其是简单的看图识字。

【问题的提出】

1. 窦房结的指令传给心房，心房除极致心房收缩后，窦房结是否完成了该次使命？

答：未完全完成。因窦房结的指令还同时传了结间束，由结间束往下传至房室结、希氏束、左右束支、浦肯野纤维，直至最后到达心室才算完成了一次使命。从另一个角度来说，心脏最重要的部位是心室，作为领导者的窦房结，肯定要控制最重要的心室才能体现其身份和价值。

2. 房室结有几个？电激动在房室结中传递时减速的目的是什么？

答：仅有一个。减速的目的在于拉开心房、心室的电活动，也即拉开了心房、心室的收缩距离，使得心房、心室不会同时收缩。

3. 电激动在希氏束下端"兵分两路"进入左右束支，电激动的"量"是否也"一分为二"，即1=1/2+1/2呢？

答：不是。应将其理解为"等量"进入左右束支，即"1=1+1"。

4. 为什么心房除极是从右至左，而心室除极差不多是左右同时开始呢？

答：主要与心脏的解剖和心脏空间立体架构有关。窦房结位于右心耳与上腔静脉交界处，故心房除极是自右上向左下的；而左右束支"骑跨"在室间隔上，心室除极便自中心开始向两侧差不多同时扩布开来。

5. 心室腔大、肌厚，心房腔小、肌薄。但从正常值看，QRS波还没P波那么宽，也就是说心室除极所需时间比心房要短，怎样解释呢？

答：心房除极从右至左，右心房、左心房间除Bachmann束外，房内并无完备的传导系统，电激动是在普通心肌间传导，故所需时间相对多；心室除极也是在普通心肌间传导，只不过左、右心室内膜面有完备的希氏束、左右束支和浦肯野纤维网，这样左、右心室除极几乎同时自中心的心内膜开始，向左右两侧心外膜扩布，故所花时间相对短些。

6. 心室为普通心肌，不是说正常普通心肌无自律性吗？为什么又说"心室的自律性<40次/min"呢？

答：心室的自律性实际上指的是浦肯野纤维的自律性（常在25次/min左右），因为该纤维网是满布心室内膜面的。此外，当窦房结或房室交界区的超速驱动抑制（overdrive suppression）被解除后，可能存在的心室潜在起搏点有发放低频指令的概率。

7. 怎样理解正常心脏心肌的"等级"呢？

答：所谓"等级"概念，在理解心电学及相关知识，特别是理解心律失常时是非常重要的。正常心脏中窦房结、房室结和浦肯野纤维的自律性依次降低，普通心房肌、心室肌却无自律性，反映出心脏从上至下"领导能力"逐渐降低这种"等级概念"。在正常情况下，心脏的活动（电活动和机械活动）是绝对服从窦房结领导的。

第四节

正常心脏心电活动与机械活动的因果关系

|重 点|

1. 心电图记录的是心肌的电活动，而非心肌的收缩和舒张活动。

2. 在心电图上，特殊心肌的电活动表现为直线，如P-R间期；普通心肌的电活动则有2套表现，即与心房有关的P波和Ta波以及与心室有关的QRS波和T波。

3. 从解剖学角度来说，心脏真的"很简单"，分为心房和心室；从心电学角度来说，正常心电图的每一个激动周期其实也"很简单"，主要由反映心房（P波、Ta波）和心室（QRS波、T波）的电活动波组成，说明心电活动和心脏的解剖相互呼应。

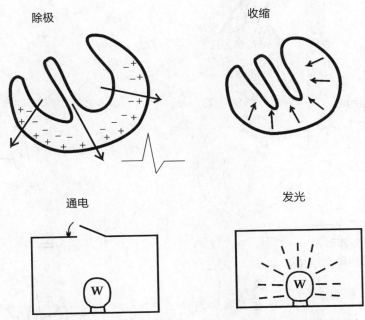

图1-14　像灯泡通电后发光那样，心肌电活动后才有机械活动

一、必须明确的几个概念

1. 心电活动在前，机械活动在后，相差约0.04s（图1-14）。

2. 体表心电图记录的是普通心肌，即心房肌、心室肌的电活动，如P波、Ta波、QRS波和T波，而不是心房和心室的机械活动。

3. 体表心电图记录不到特殊心肌（窦房结、房室结等）的电活动，如窦房结电指令的发放、传导路径上心电的传导等；不是不存在活动，而是因电能太弱，心电图上表现为直线，如P-R间期等。

二、心电图是特殊心肌与普通心肌的电活动（直线与波形）叠加而成

心电图的产生过程见图1-15。

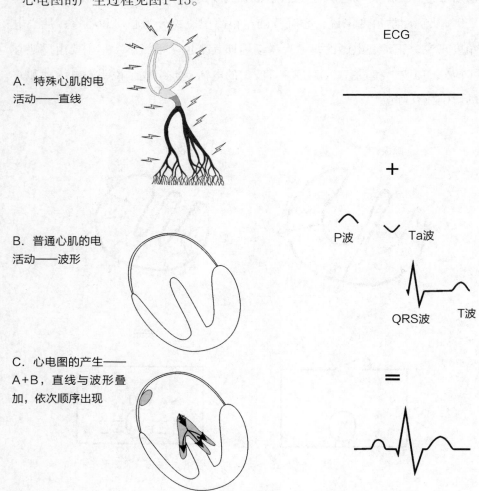

图1-15　心电图是由直线与波形叠加而成

【问题的提出】

1. 心电活动和机械活动到底有什么关联？

答：有人说心脏其实很简单，不就是由心房和心室构成的吗？的确如此！作为反映心脏电活动的体表心电图，P波（Ta波因较小而被QRS波遮盖）反映的是心房的电活动，而QRS波和T波反映的是心室的电活动，这正好与心脏由心房和心室构成相匹配。正常心电图上，P-QRS-T波群依次出现，周而复始。见到P波时，头脑中应有心房收缩的样子；见到QRS波时，应有心室收缩的样子。心电活动在前，机械活动在后，不得混为一谈。

2. 正常心电图上显示不出"特殊心肌"的电活动（它们的电活动表现为直线），而只能显示出"普通心肌"的电活动。后者在心电图上表现为P-（Ta）-QRS-T波群重复出现，它们分别与心房和心室的解剖相对应，而且见到这些波形还可以联想到心房和心室的机械活动。既然如此，为什么我们却经常听到"窦性P波""房室传导阻滞"等其他反映"特殊心肌"的心电术语呢？

答：所谓"窦性P波"，其含义是窦房结的电指令使心房除极而产生的心电波。通常，我们将Ⅱ导联上直立的P波（aVR导联上P波倒置）认定为窦房结的电指令使心房除极产生的，简称"窦P"，这是通过观察大量正常人心电图上P波的表现而得出的结论。因此，可以将"窦性P波"理解成一种较为特殊的"房性P波"。换言之，体表心电图并不能直接（真正）记录窦房结的电活动，窦房结的电活动要借助于P波（形态、规律性、频率等特征）来反映。至于P-R间期，主要反映了电指令在房室交界区内传导所需的时间，它的长短或相关表现（参考第六章第三、四节）可以反映有无传导阻滞的发生。这也是本书极力建议在分析一份心电图，特别是心律失常心电图时，应先画出正常心脏简单解剖图的原因。

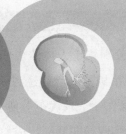

P波、Ta波、QRS波和T波的产生

★提示：如果读者已有一定的心电图阅读基础，或者不太容易理解心电向量（环）的概念，或者对这些概念根本无兴趣以致无法往下读，请跳过第二章直接进入第三章！

第一节

心电图的导联体系

| 重 点 |

1. 将正、负2个电极分别置于人体体表任意2处并连接电流计，便可记录心电活动，此为最初的"导联"概念。经过一个多世纪的反复研究，优胜劣汰，逐渐形成了目前容易操作、记录规范、便于比较的标准12导联体系。

2. 6个肢体导联和6个胸壁导联共同组成心电图的标准12导联体系。

3. 临床上，如果不先连接好肢体导联线，企图单独记录胸壁导联心电图是不可能的。

一、心电图的标准12导联概述

将2个电极（正、负极）置于人体表面上任何2点都可以记录心电波波形，但为了统一，目前国际上公认的12导联心电图体系是肢体导联 I ~aVF和胸壁导联 V_1~V_6，也称为Wilson12导联系统。特殊情况下加做V_{3R}~V_{5R}、V_7~V_9以弥补体表12导联的不足（图2-1）。

二、肢体导联

肢体导联即3个标准双极肢体导联+3个加压单极肢体导联。

（一）标准双极肢体导联 I、II、III

该导联系统不是说比之后介绍的其他导联"标准"，只是从1913年沿用至今而已。

1. 将电极放置在左上肢（LA）、右上肢（RA）和左下肢（LL）上，分别记录LA（+）–RA（−）、LL（+）–RA（−）、LL（+）–LA（−）之间的电位差，相对应的导联即 I、II和III导联。

（1）用直线连接LA、RA、LL三点，构成一个Einthoven*三角（图2-1A，

---

*Willem Einthoven，1860—1927年，荷兰生理学家，因对心电图学的开创性工作和无与伦比的贡献而被誉为"心电图之父"，1912年提出"Einthoven 三角"理论，1924年获诺贝尔生理学或医学奖。

图2-2）。

（2）Einthoven将此三角当成等腰三角形（实际上只是近似等腰三角形）。

（3）3个电极连接的直线形成三角的三条边，每一条边分别代表一个导联（Ⅰ、Ⅱ、Ⅲ导联）。

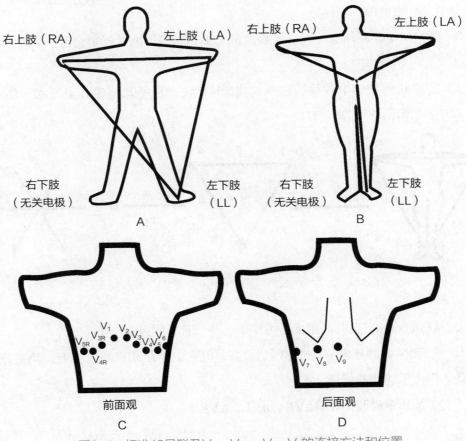

图2-1 标准12导联及V_{3R}~V_{5R}、V_7~V_9的连接方法和位置

2. 每个导联使用不同的电极对。

Ⅰ导联：LA是正极，RA是负极。

Ⅱ导联：LL是正极，RA是负极。

Ⅲ导联：LL是正极，LA是负极。

（1）实际上在进行心电描记时，还把一个电极放在右下肢上，这有助于使描记稳定，该电极称"无关电极"。

（2）心电图机设计者允许我们将任何探查电极定为正极或负极，正负极主要根据机器描记哪个导联而定。

（3）实际操作中，不需要录图者一个一个去连接电极，只要一次性连接右上肢、左上肢、左下肢、右下肢（无关电极）加上1个地线（心电图机已设定）即可。心电图导联系统在心电图仪器的内部已经规范化了，只需按动导联键即可记录所选择的导联心电图。

3. 既然每个导联均有"+、-"极之分，那么每一导联上肯定会有一个"0"电位点（又称0点）。

4. 按照几何数学中的移行法则，将3个导联分别朝几何中心点平移，0点相交，如图2-2所示。

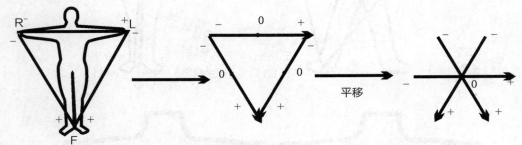

图2-2　标准双极肢体导联Ⅰ、Ⅱ、Ⅲ的连接及衍变

5. 从Einthoven三角几经推演，可知Ⅰ、Ⅱ、Ⅲ导联以60°角相交。

6. 虽然3个标准导联移位，相交于0点，但它们仍在原来的角度上，仍是原来的导联，仍产生同样的信息。

（二）加压单极肢体导联aVR、aVL、aVF

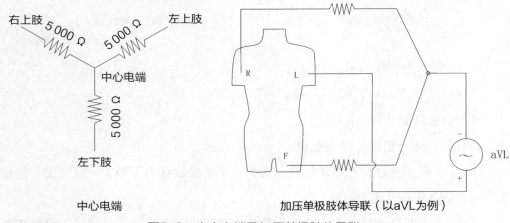

图2-3　中心电端及加压单极肢体导联

1. 单极肢体导联：1932—1934年，Wilson在其导师Lewis的工作基础上发展了"中心电端"学说，即在右上肢、左上肢和左下肢的电极上各串联1个5 000Ω的电阻，并将它们连接在一起，这3个电极连接之处即为中心电端，此中心电端的电位几乎为0，如图2-3中心电端所示。虽然这3个单极肢体导联记录的波形幅度小，不便于观察，但确为加压单极肢体导联的建立奠定了基础。同时，Wilson将心电图机的负极端连接到中心电端，正极端与放置在胸前壁特定部位的电极连接，创建了至今仍在使用的单极胸前导联，即$V_1 \sim V_6$导联（详见后文"胸壁导联"）。

2. 加压单极肢体导联：1942年，Goldberger改进了单极肢体导联的记录方法，即在描记某一肢体导联心电图时，将那个肢体的电极与中心电端的连接切断，而将另外两个肢体电极连接起来并与心电图机的负极相连，结果心电波幅可增加50%，形成了现在使用的加压单极肢体导联aVR、aVL和aVF，如图2-3加压单极肢体导联（以aVL为例）所示。

3. 每个导联使用不同的电极对。

aVR导联：RA正极，与LA、LL相连的中心电端为负极。

aVL导联：LA正极，与RA、LL相连的中心电端为负极。

aVF导联：LL正极，与RA、LA相连的中心电端为负极。

实际上在进行心电描记时，还把1个电极放在右下肢，称"无关电极"，有助于描记稳定。

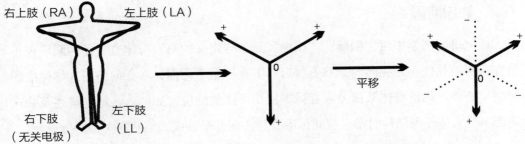

图2-4　加压单极肢体导联aVR、aVL、aVF的连接及衍变

4. 既然每个导联均有正极、负极，且3个导联相交于0点，按图2-1B所示，经几何数学方法推演可绘图如图2-4。

5. 分别将0点负侧以点线延长，产生3条交叉参照线。

6. 这样，所形成的加压单极肢体导联aVR、aVL、aVF，是以120°角相交的，如果算上每个加压单极肢体导联的负侧延长线，则以60°角相交叉，如图2-4所示。

（三）Bailey六轴系统

Bailey六轴系统也被称为额面六轴系统。

1. 3个标准双极肢体导联（图2-2）和3个加压单极肢体导联（图2-4）均是反映额面肢体导联的系统。让这2套肢体导联系统保持原有的方向不变、角度不变，于0点处相叠加，得到的辐射状几何图形称为Bailey六轴系统（虚线为负，实线为正），见图2-5。

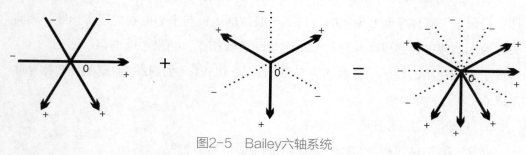

图2-5　Bailey六轴系统

2. 图2-5中实线表示的是6个肢体导联的正极，虚线表示负极，这样12根导联线（轴）均匀地分布在1个额面上（所谓均匀，是以假设Ⅰ、Ⅱ、Ⅲ导联呈等腰三角形为前提的），各导联所处的角度不同，但每个导联的夹角均为30°。

 知识回顾 ▶

还记得解剖学中对"额面""横面"是怎样定义的吗？身体直立，两眼平视正前方，两足并拢，足尖向前，双上肢自然下垂于躯干两侧，掌心向前为人体标准的解剖学姿势。无论身体某部分或者标本模型所摆放的位置如何，凡解剖描述及临床病历书写人体任何结构时都应按此标准姿势（而非平卧或其他状态）描写方位。

三、胸壁导联

1. 将探查电极放置于胸壁特定部位作为正极，将中心电端作为负极（图2-6）。

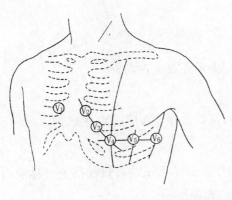
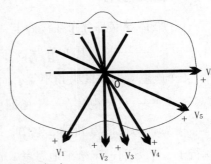

图2-6　胸壁导联V₁～V₆的连接及衍变

V₁导联：位于胸骨右缘第4肋间。

V₂导联：位于胸骨左缘第4肋间。

V₃导联：位于V₂、V₄连线中点。

V₄导联：位于左锁骨中线第5肋间。

V₅导联：位于左腋前线，与V₄处于同一水平。

V₆导联：位于左腋中线，与V₄处于同一水平。

2. 胸壁导联记录方式与加压单极肢体导联记录方式类似，是记录胸壁某特定位置（正极）与中心电端（负极）的电位差。

3. 与单极加压肢体导联不同的是，6个胸壁导联不太均匀地分布在一个横面上。

4. 特殊情况下加做右胸V₃ᵣ～V₅ᵣ和左后壁V₇～V₉导联以弥补体表12导联的不足（图2-1C、D），其中加做的右胸导联主要用于小儿心电图以及成人右室心肌梗死的检测。

V₇导联：位于左腋后线，与V₄～V₆同一水平。

V₈导联：位于左肩胛线，与V₄～V₆同一水平。

V₉导联：位于脊柱旁线，与V₄～V₆同一水平。

V₃ᵣ导联：位于右胸壁与V₃导联对应的部位。

V₄ᵣ导联：位于右胸壁与V₄导联对应的部位。

V₅ᵣ导联：位于右胸壁与V₅导联对应的部位。

精彩提示▶

6个肢体导联都分布在额面上，但彼此之间夹角并非绝对均匀

——只是视其夹角为30°而已；

6个胸壁导联彼此夹角不等，而且在胸壁的位置也并非在同一水平面上

——只是视其在一个横面上而已。

可见，为使读者弄懂心电图，既往心电工作者做了大量的假设性推论，你明白就行了，千万别过于精细地思考，否则会把自己弄糊涂的！

四、其他导联系统

1. 肢体导联和胸壁导联分别借用了人体的额面和横面来反映心电情况。

2. 记住：一个断面仅仅是一个二维结构。我们坐在课室里，黑板即额面、桌面即横面，弄懂了吗？

3. 解剖学中除有额面、横面外，还有矢状面（将人体分为左右部分的面）。不过标准心电图不借用这个面来反映心电情况。

4. 双极胸导联、心房导联、食管导联、F导联体系、头胸导联等均为非常用的导联系统。

五、标准12导联的记录方法

1. 标准12导联中各导联线（电极）的连接方式前文已说明。

2. 为避免混乱、易于识别，目前不同厂家出产的心电图记录仪都遵循着这样一种惯例，即将电极设置成不同的颜色并标以英文缩写。

（1）肢体导联：右上肢（RA，红色）、左上肢（LA，黄色）、左下肢（LL，绿色）、右下肢（RL，黑色）。

（2）胸壁导联：V_1导联（红色）、V_2导联（黄色）、V_3导联（绿色）、V_4导联（咖啡色）、V_5导联（黑色）、V_6导联（桃红色）。

3. 平常工作不忙时可以逐一对照连接，专门花时间去记忆哪种颜色对应哪个导联线并无必要。

4. 紧急状态下，迅速、准确地连接好导联线相当重要。在抢救患者时，因场地、患者体位、导联线本身局限性等原因，只连接胸壁导联线而不连接肢体导联线

去记录胸壁导联心电图是临床工作中常见的错误。

　　请记住：在未连接好肢体导联线的情形下，企图单独记录胸壁导联是不可能的！

　　　　　　只要连接好肢体导联线（与胸壁导联线是否连接好无关），便可记录
肢体导联心电图！

　　5. 从临床实际应用出发，记住肢体导联线相应的颜色还是很有必要的！本书
向读者推荐以下记忆口诀：

"黄绿医生，阻手阻脚，右手举红旗"

　　注解1：①在粤语方言中，"黄绿医生"即"江湖医生"之意；②"阻手阻脚"为"妨碍正
常医疗秩序"之解，其中"阻"字粤语发音为"左"；③"右手举红旗"，说的是江湖骗子还要
标榜自己。

　　注解2：这句口诀的含义是连接左上肢、左下肢的导联线分别为黄色和绿色，右上肢为红
色，剩下的黑色只能是连到右下肢了。

【问题的提出】

　　1. 参考书中或课堂上，当讲解到什么是额面、横面时，给的人体参照物通常
是面向我们，且呈直立位。此时面向我们的面为额面，与地面平行的面为横面。而
临床做心电图检查时，绝大多数情况下患者是取平卧位的，此时我们怎样去理解哪
个面是额面、哪个面是横面呢？

　　答：患者取平卧位时，与地面平行的面为额面，与地面垂直的面是横面。也就
是说，心电图虽是在患者取平卧位时记录的，但在分析心电图时，仍将患者看成直
立位。看看本节中的"知识回顾"，你一定能明白其中的含义。

　　2. 通常在做心电图检查时，双手自然平放在躯体两侧，四肢与躯体同在一个
平面（额面）上。若肢体导联线连接好后，将某一肢体或四肢全部抬起悬空，使某
一肢体或四肢与躯体不在同一个平面上，那记录的心电图会有什么不同？

　　答：没有什么太大的不同。即使是该种体位，仍视四肢与躯体在同一个平面
上。因为将电极绑缚在肩关节所记录的心电图和将电极绑缚在腹股沟远端的肢体上
任何一处（常用部位是四肢末端）所记录的心电图并没什么区别。从中得到的启发
是：遇到感染、截肢、外（烧）伤等不能像常规那样将电极放置于四肢末端的情形

时，为保证不改变肢体导联上的心电信息，你应该仍有办法放置记录电极吧！

3. 一半坐卧位危重患者，监测血压的袖套被绑缚在左上肢，右上肢及右下肢有多条静脉通道，还有其他一些管道和监测导线，申请床边心电图检查。患者该种状态妨碍了肢体导联线的连接，可不可以不连接肢体导联，直接做胸导联心电图记录？

答：不可以！必须要先连接好肢体导联线。解决的办法有：①将导联夹夹在肢体近心端；②把与导联夹驳接的导联线的尾端插针抽出来，用胶布将其固定在肢体皮肤上（皮肤先用酒精擦净），便可以记录标准12导联心电图了。

4. 当心电图记录仪附带的胸壁导联线的吸球丢失而只剩一个了，怎样做全6个胸壁导联心电图？

答：①就选V_1导联线吧。将心电图记录仪上的"导联选择"固定在V_1上，分别将V_1导联线依次移动至V_1~V_6导联的记录部位并记录，即可记录所有胸壁导联心电图。想想看，若选V_2（或V_3等）导联线，该怎样做？②还有一种办法，但不如第一种方法好：将该吸球分别驳接到V_1~V_6导联线上，同时心电图记录仪上的"导联选择"也随导联线变动而相应变动，依次记录也可达到目的。③如果是多导同步心电记录仪，一个吸球是不够用的。当然，只要连接好肢体导联，仍可采用①和②的方法，将多导仪当单导仪用，只是有点耗时耗记录纸而已。

第二节

心电向量和心电向量环的概念

| 重 点 |

1. 心肌除极和复极的方向，以及在这些电活动过程中产生的电偶（心电向量）的方向是不同的概念。阅读本节时请留意这个问题。

2. 很多读者不能举一反三。他们往往将心房的除极和复极、心室的除极和复极混淆成一个综合向量（环），实际上并非如此！前文已反复强调过，心房和心室不会同时收缩是由于心房与心室不会同时除极，可见心房和心室的除极和复极（电活动）均是独立的，因此便有了P环、Ta环、QRS环和T环之别，只是我们常用QRS环举例说明而已。

　　3.　如果说心肌的确存在除极向量的话，那么心电向量环则完全是靠人为想象绘制出来的。它们都是用来帮助理解心电图波形产生的其他学科的理论知识。

一、向量的概念

（一）定义

物理学中向量即是方向加量度的合称，常用来表示力量的方向和大小。可用一箭头来表示。箭头指向为方向，箭头长短为大小。

（二）综合向量的概念

1.　当不同方向、不同力度的力同时作用于一个物体时，该物体有可能自原位置移动开来。显然，该物体的移动是多个力综合作用的结果。

2.　物理学上，可以用数学运算的方法或用图解法将这些不同方向和力度的力综合成一个方向的力，即综合向量。

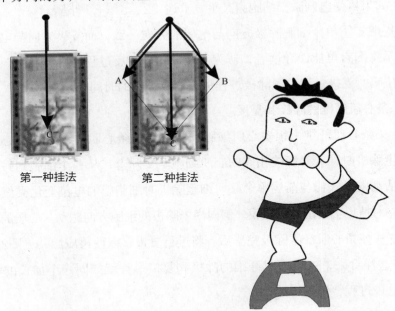

第一种挂法　　　　第二种挂法

图2-7　小明用两种方式将同一幅年画挂在了钉子上

　　以"小明挂年画"（图2-7）为例可以看出：

　　很显然，挂同一幅年画，用第二种挂法钉子上承受的2个力（A、B）相当于第一种挂法的1个力（C）。因此，C即为A、B的综合向量。

二、心电向量的概念

（一）定义

1. 一个心肌细胞的除极和复极（图2-8）。

（1）正常心肌细胞的静息膜电位是外正内负，膜外任意两点无电位差，也无电流活动，此种状态称"极化状态"。

（2）除极过程：当心肌细胞受到适度刺激时便开始除极，膜电位逐一改变，直至膜电位完全成为外负内正时为止（此时细胞呈除极化或去极化状态）。该过程中膜外已除极带负电的与尚未除极带正电的（电穴+电源→形成一对电偶）两点之间存在着电位差和电流活动，直到除极化状态时，膜外任意两点又变为无电位差、无电流活动。

（3）复极过程：除极完成后心肌细胞开始复极，膜电位又逐一变回外正内负，直至完全恢复到原来的静息状态。

（4）如果再受电刺激，细胞膜又重复上述（2）、（3）步骤。

特别提醒：①单个细胞除极方向与电偶的方向一致，而复极方向与电偶方向相反。②该示意图有可能误导读者，认为复极即除极的反过程，其实不然。还记得细胞动作电位吗？复极过程可没除极过程那么简单，用的时间要长得多。

2. 一条心肌纤维的除极和复极。

（1）一条心肌纤维由很多心肌细胞构成，当该条心肌纤维一端的心肌细胞受刺激后发生除极时，势必影响相邻的心肌细胞。实际上，从一个细胞到另一个相邻细胞，电活动的方式仍与前述单个心肌细胞除极时细胞膜的电位变化类似，一对电偶（好似一对情侣）正沿着细胞膜外侧向尚未除极的细胞方向跑动。心肌的激动就这样传导开了。该条心肌纤维除极完毕后，将进行复极，以便再应激，见图2-9。

（2）这样看来，一条心肌纤维的除极和复极过程就如同一个加长的心肌细胞的除极和复极过程，好理解吧？

3. 某一块心肌的除极和复极。

（1）某一块心肌可能由成千上万条呈不同方向（上、下、左、右、前、后等）排列的心肌纤维构成。

（2）当电激动传导至该块心肌，使其发生除极的某一瞬间，就有成千上万对电偶在移动。这么多的电偶数相加（当然不是单纯的相加，而是不同方向的综合）

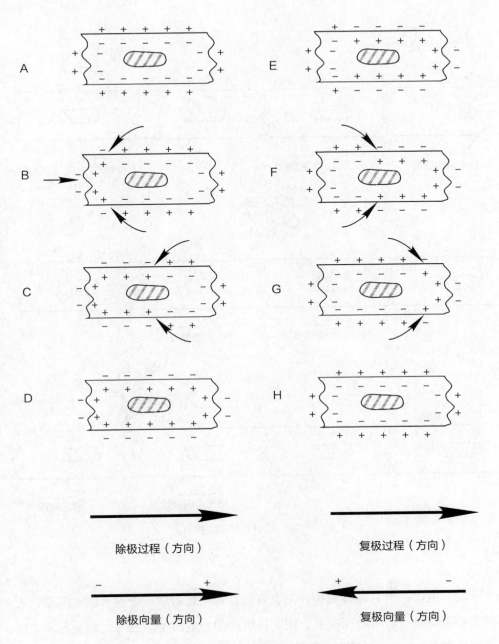

图2-8　一个心肌细胞的除极和复极

　　A示静息膜电位；B、C示细胞膜左侧受电刺激后开始向右除极，电源（＋）在前、电穴（－）在后，构成一对电偶，这对电偶的方向（"－"→"＋"）也向右；D示呈除极化状态的细胞膜；E～H示复极过程，先除极的细胞膜先复极，复极方向向右，但电偶方向向左。

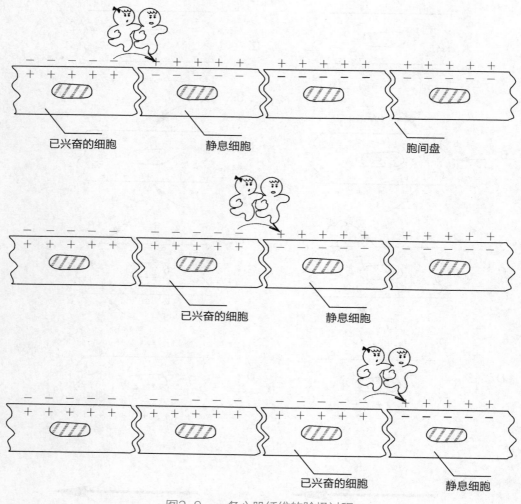

图2-9　一条心肌纤维的除极过程

形成了一股"电动力"，既有大小，又有方向，若使用物理学中的术语"向量"表示，即为心电向量。若与时间联系，则为该瞬间的心电向量。注意，此处已从"电偶"的概念引申到"心电向量"的概念了。

（3）当然，该块心肌除极完毕后也将进行复极，为的是下一次电激动到来时可再应激。

4. 心房或心室的除极和复极。

（1）为方便理解，可以将心房或心室人为分割成无数块心肌。反过来说，"被人为分割"的"心肌块"构成心房或心室。结合以上第3条，便不难理解"综合心电向量、心电向量环"等相关内容。

（2）几乎所有的心电图参考书或授课老师都是以心室为例来说明心肌除极→（除极的）心电向量→（除极的）心电向量环是怎么回事。而心室复极、心房的除极和复极以及与之相应的心电向量、心电向量环则较少详细说明，望读者能举一反三。记住，在心房除极和复极以及心室的复极过程中同样也会产生所谓的"心电向量→心电向量环"。

（3）心房或心室除极后必须复极，否则就不可能再应激。因正常心脏的电活动（除极和复极）和机械活动（收缩和舒张）均由窦房结控制，频率为60～100次/min，故可以这样理解：正常心房或心室除极和复极的频率为60～100次/min。

（4）心房除极从右上方开始，至左下方结束，先除极者先复极，因此心房除极和复极的方向一致。因复极过程中所产生的电偶的方向是从左下方指向右上方，故心房除极的P向量（环）和复极的Ta向量（环）是在不同方位的，所以心电图上P波直立，而Ta波倒置（具体内容见后文）。

（5）左右心房除极完毕后心室尚未开始除极，因为心室的除极是接收到窦房结指令后才开始的。显然心房接收到窦房结的指令比心室要早得多（相隔P-R间期）。心房复极略早于心室除极或与心室除极基本同时进行，因Ta波极小，故常在心电图上看不到。

（6）心室除极的方向，总的来说是自心内膜面开始往心外膜面扩布，与除极过程中所产生的电偶方向一致。详尽过程见图1-13。

（7）心室复极的过程较为特殊，**特殊之处在于先除极者后复极**，即心内膜面最早开始除极，而复极却从心外膜面开始。原因：①心外膜被脂肪组织包围，温度较高，可加快此处的心肌复极；②心肌收缩时心内膜面承受的压力大，将减慢复极的进程，使得心室复极自心外膜面开始，向心内膜面扩布，而此过程中所产生的电偶的方向却仍是朝心外膜面的（图1-13），因此心室除极产生的QRS向量（环）与复极产生的T向量（环）是同向的，故心电图上QRS波群与T波往往都是直立的。

（二）综合心电向量的概念（以心室除极为例）

正常QRS波宽度在0.06s左右，说明整个心室除极所花时间约为0.06s。在叙述心电向量（环）过程中，我们将以只花0.06s左右的心室除极过程为例，用慢镜头的形式逐步分解、剖析，相信你会明白以往一见就头痛的"心电向量"问题。

1. 从心室结构看心室除极过程（图2-10）：电激动经过房室交界区后，沿左右束支迅速下传至心室。

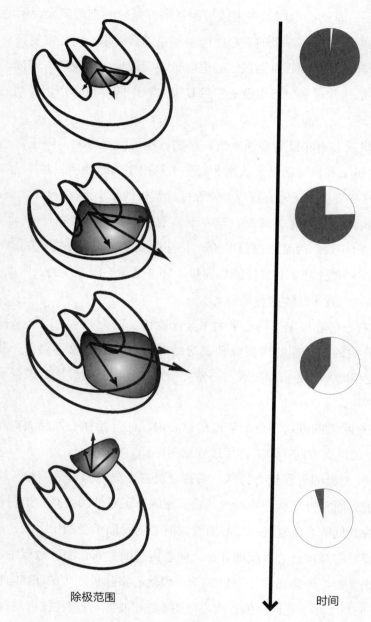

除极范围　　　　　　　　　　时间

图2-10　随时间推移，心室肌的除极（立体示意图）

（1）左束支在室间隔中下1/3处较早地分出细小分支，故此处肌肉最早得到指令而除极，方向向右前方、偏上或偏下。

（2）与此同时，沿右束支下传的激动使心尖部室间隔右侧开始除极。

（3）沿左右束支下传的激动通过浦肯野纤维网几乎同时使左右室心内膜开始除极，向心外膜推进（扩布）。

（4）心尖部室间隔左侧除极时，产生的电力较右室大，综合向量指向左前方。

（5）因左室肌相对较厚，右室除极完毕后，左室仍在除极，且不被右室除极向量抵消，故指向左侧的向量更大。

（6）左室后底部及室间隔底部一小块肌肉最后除极，向量虽小，但指向左后上方。

2. 由上可见，心室除极时，心肌除极的方向（自心内膜向心外膜）与心肌除极产生的电偶（心电向量）的方向差不多一致，只是所产生的心电向量的量向左侧者远大于向右侧者，因此整体趋势（综合心电向量）是向左侧的，如图2-11所示。

3. 通常，心电图参考书上只设5~6个时间段，即5~6个综合向量来示意心室除极一次的整个过程。

理论上，以任何时间单位都可以得到相应数量的心电综合向量。

比如：心室除极一次耗时0.06s。若以1ms为单位来观察某一瞬间除极到某部分心室肌的心电向量大小，则可依时间顺序得到60个综合向量；若以1/2ms为单位来观察，则可得到120个综合向量。不过，每个单位时间内向量的大小和方向都不完全一样，你能体会到吗？

 小试验 ▶

看着心脏模型或简图，自己拟定一个时间单位，发挥空间想象力，能否想象心室除极从开始到结束整个过程（0~60ms）中那些心电综合向量的大小和方向？这样你便会理解，为什么那么多心电综合向量最终也可用一个综合向量来表示。这个综合向量指向左下，因为左室肌比右室肌厚且右室肌除极完毕左室肌仍在除极，是吗？

三、心电向量环的概念

（一）QRS环

1. 将心室除极过程产生的连续不断的瞬间综合心电向量的尖端连接起来，便得到一个立体三维结构的心室除极向量环，又称QRS环，如图2-11所示。

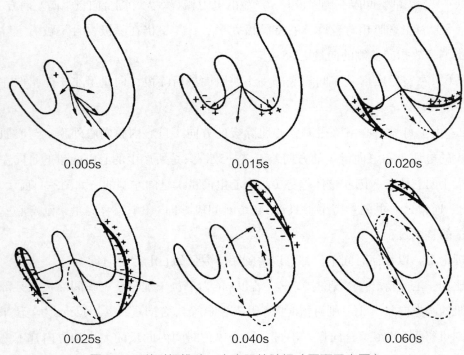

| 0.005s | 0.015s | 0.020s |

| 0.025s | 0.040s | 0.060s |

图2-11 随时间推移，心室肌的除极（平面示意图）

2. 因为心室除极过程中不同部位的心室肌先后除极，所以连接瞬间综合心电向量的尖端也是有先后之分的，即所绘成的QRS环有方向性，在环上也以箭头表示。

3. 因除极过程中左室占优势，可抵消右室除极向量，故QRS环虽是整个心室（左右心室和室间隔）除极产生向量的反映，但主要反映的是室间隔及左室的电位变化。

4. QRS环呈三维立体结构。发挥一下空间想象力，想象一下三维立体结构是怎样的？对，也就是有上、下、左、右、前、后多方向的概念。

（二）T环

1. 将心室复极过程产生的连续不断的瞬间综合心电向量的尖端连接起来，便得到一个立体三维结构的心室复极向量环，称为T环。

2. T环的方位与QRS环的方位大体上是一致的，只是T环要小得多。

（三）P环

心房除极时形成的心电向量环，称为P环。正常P环较小。

（四）Ta环

1. 心房复极时形成的心电向量环，称为Ta环。因Ta环太小，对应的Ta波临床意义不大，故常被人遗忘。

2. Ta环与P环处在相反的方位上。

【问题的提出】

1. 为什么正常情况下心房肌先除极者先复极，而心室肌却是后除极者（心外膜）反而先复极呢？

答：室壁肌厚，后负荷、腔内压力大，室壁外膜有较多脂肪组织包围不易散热等原因，使心室肌后除极者反而先复极。

2. 复极过程属于心脏电活动的一部分，为什么属于心脏机械活动的心肌收缩会影响心脏电活动的复极过程呢？不是说"心电活动在先，机械活动在后"吗？

答：相当好的问题。第一章的确反复强调过心脏电活动与心脏机械活动不能混为一谈，心电活动在先，机械活动在后。请仔细阅读图1-13，相信读者会明白心室肌复极开始时心室仍处于收缩状态这一道理。因心室除极［占时0.06s（60ms）左右］后便开始复极，而心室收缩通常占时约0.2s（200ms）以上，**可见心室的收缩是完全有可能影响复极过程的！**

从图1-13，我们了解到，所谓"心电活动在先，机械活动在后"，并不是心电活动完全结束后机械活动才开始。心电活动的确在先，它与随之而来的机械活动有交错之处。

3. 为什么P环和Ta环小，QRS环和T环较大？

答：因心电向量环是连接心电向量尖端绘制而成的，故环的大小与心电向量的大小有关；而心电向量的大小与心肌的多少不无关系。心房肌薄，心室肌厚，因此便不难理解P环和Ta环小、QRS环和T环较大的原因。

4. 为什么代表心室复极的T环比代表心室除极的QRS环要小得多？

答：有些研究者认为心室复极时心内膜和心外膜同时开始，只是心外膜更快一些，综合向量的结果使得T环比QRS环小多了。

5. ST段与T波是否都表示心室复极？

答：是。实际上心室肌复极除产生T波外，还产生了心电图上的ST段。只是正常心室肌复极产生的ST段与T波有时很难清楚地划定。

第三节

心电波P波、Ta波、QRS波、T波的产生

| 重 点 |

1. 将心电向量环置于心电图导联体系中，采用"二次投影"的概念来推理心电波的产生过程。读者务必发挥自己的空间想象力——这有一定难度，请尽力。

2. 通过对本节内容的学习，读者将理解为什么同是一次心脏除极和复极，但在不同导联上P-QRS-T波群的形态却不一样。

一、实体心脏、心脏剖面、导联系统及心电向量环之间的关系

1. 实体心脏在胸腔中的位置，见图2-12A。
2. 心脏剖面与额面肢体导联的相互关系，见图2-12B。
3. 心脏剖面与横面胸导联的相互关系，见图2-12C。
4. 立体QRS环在胸腔中的位置，见图2-12D。

二、临床心电图产生的机制——立体QRS心电向量环的两次投影

（一）第1次投影——立体心电向量环在面（额面、横面）上的投影

将三维的QRS心电向量环投影在额面或横面上，形成二维的心电向量环。

1. 在额面上的投影：如图2-13所示，以垂直于额面（胸壁）的光束照射三维QRS心电向量环，在额面留下一个二维QRS心电向量环，二维环仍是有方向性的，以箭头表示。

2. 在横面上的投影：如图2-14所示，以垂直于横面的光束照射三维QRS心电向

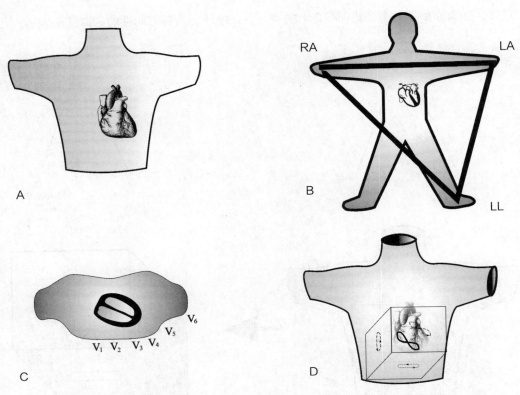

图2-12 实体心脏、心脏剖面、导联系统及心电向量环之间的关系

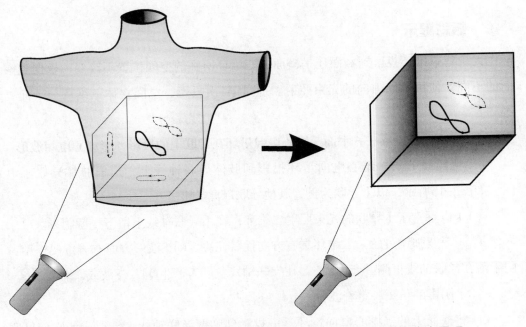

图2-13 立体三维心电向量环在额面上的投影形成额面二维心电向量环

量环，在横面留下一个二维QRS心电向量环，二维环仍是有方向性的，以箭头表示。

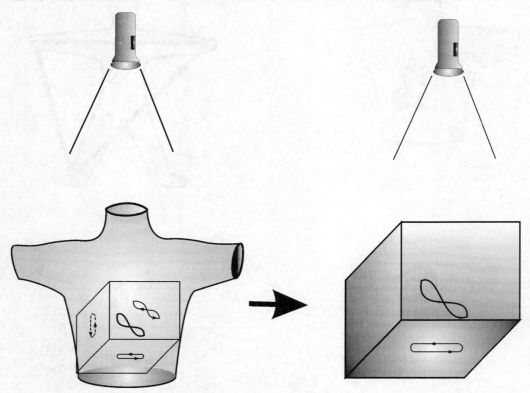

图2-14　立体三维心电向量环在横面上的投影形成横面二维心电向量环

 精彩提示 ▶

　　无论将三维环投影到额面还是横面，三维环所在的空间位置不改变；根据观察面的不同，使用不同方向的光束照射。通过第1次投影，空间立体三维环→平面二维环。

（二）第2次投影——平面二维心电向量环在导联上的投影，形成心电图波形

　　1. 将额面上的二维心电向量环投影到肢体导联轴线上，形成肢体导联心电图。如图2-15所示，以Ⅰ导联为例，其他导联以此类推。

　　（1）以垂直于Ⅰ导联的光束照射二维环，在Ⅰ导联轴线上留下一截阴影。

　　（2）反复强调过的"二维环具有方向性"在决定QRS波形方面有着重要作用：阴影落在导联轴线正侧者产生R波，在导联轴线负侧者产生Q波、S波或QS波。

　　（3）阴影的长短决定着波幅。

　　2. 将横面上的二维心电向量环逐一投影到胸壁导联轴线上，形成各胸壁导联的心电图，此处不再赘述。

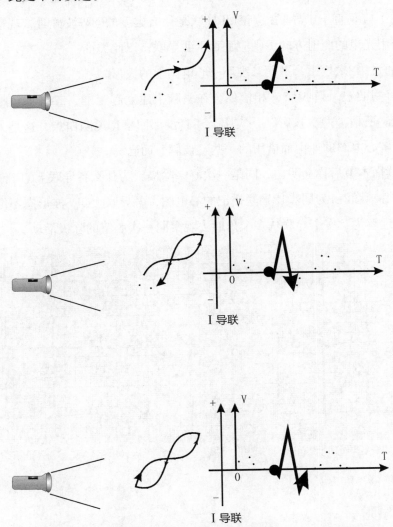

图2-15　二维心电向量环在Ⅰ导联上的投影形成心电图波形
[V为电压（高度）、T为时间（宽度）]

 精彩提示▶

1. 将一个立体三维心电向量环分别投影到额面和横面，所形成的二维环的形态和大小并非完全一致。

2. 在某一面上，无论将二维环投影到哪个导联上，该二维环的位置以及该二维环与各导联线（轴线）的相对位置都是不变的，只是观察者观察的角度（所使用光束的照射方向）在发生改变。

比如，判断Ⅰ导联是什么类型的QRS波群时，观察者的目光（或所使用光束的照射方向）应垂直于Ⅰ导联；判断Ⅱ导联是什么类型的QRS波群时，观察者的目光（或所使用光束的照射方向）则应垂直于Ⅱ导联；以此类推。

3. 通过第2次投影，平面二维环→心电图上的波形。

4. 经过自己一阵捣腾，相信你会在头脑中建立起三维、二维、环影、导联等相关概念。所谓"两次投影"，实质上还真没那回事！说明白点，这是为了使初学者容易理解心电图的产生而借用的一些"伎俩"而已。

5. 读懂本节后你会明白，同是一次心室除极，为什么各导联上QRS波形态不尽相同〔（心）图2-1为同步12导联描记的心电图，各导联上QRS波形态不尽相同〕。实质上可理解为，多个导联从多个角度去观察同一次心室的除极活动。

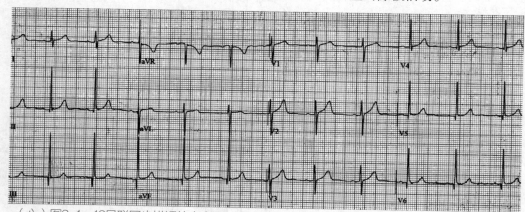

（心）图2-1　12导联同步描记的心电图，同是一次心室除极，但各导联上QRS波形态不尽相同

 小试验▶

建议读者找一条铁线，将其扭成一个环，然后拿手电筒照照看。

1. 将铁线扭成一个空间三维环，用手电筒或灯泡的光束垂直于一个平面（如黑板或地板）照射，在面上见到的环影即为二维环。

2. 将铁线扭成一个平面环，用手电筒或灯泡的光束垂直于一个导联轴（如黑板的上缘）照射，在导联轴线上见到的是一截阴影。

三、P波、Ta波和T波的形成

1. 同样的道理，按以上两次投影方法，不同导联上便能记录各种形态与幅度的P波、Ta波和T波。

2. 正常人Ⅱ导联上P波多直立。有关窦性P波特征性描述中P_Ⅱ直立就是这样来的，如（心）图2-2所示。

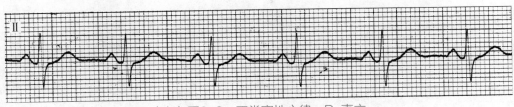

（心）图2-2　正常窦性心律，P_Ⅱ直立

【问题的提出】

1. 反映心房（肌）除极和复极的P波和Ta波都很矮小，而反映心室（肌）除极和复极的QRS波和T波则较高大，这是什么原因呢？

答：因为向量环大小有别。当然，最终还是与决定心电向量大小的心肌本身的多少（厚薄）有关。

2. QRS波为心室除极波，T波为心室复极波，两者幅度相差较大的原因已于上一节中做过解答，但为什么T波比QRS波要宽得多呢？

答：T波比QRS波宽说明心室复极时间比除极时间长，实际上心室复极还包括ST段。只是在正常心电图上ST段很快过渡到T波，看起来就像只有T波一样。还记得单个心肌细胞动作电位吗？复极过程可没除极过程那么简单，复极过程所花时间要长得多。因此就整体心室肌而言，复极时间当然也就长多了。

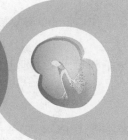

第三章
Chapter 3

正常心电图

知识回顾 ▶

让我们对着自己画出的简单心脏模型示意图，大声说出窦房结发放1个窦性电指令后，特殊心肌和普通心肌电活动和机械活动的全过程吧！

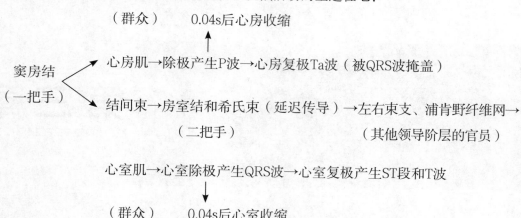

（群众）　　0.04s后心房收缩
　　　　　　　　　　　　↑
窦房结　　→　心房肌→除极产生P波→心房复极Ta波（被QRS波掩盖）
（一把手）
　　　　　→　结间束→房室结和希氏束（延迟传导）→左右束支、浦肯野纤维网→
　　　　　　　　（二把手）　　　　　　　　　　　　　（其他领导阶层的官员）

心室肌→心室除极产生QRS波→心室复极产生ST段和T波

（群众）　　0.04s后心室收缩
　　　　　　　　↓

一、正常窦性心律的心电图

正常窦性心律的心电图见（心）图3-1。

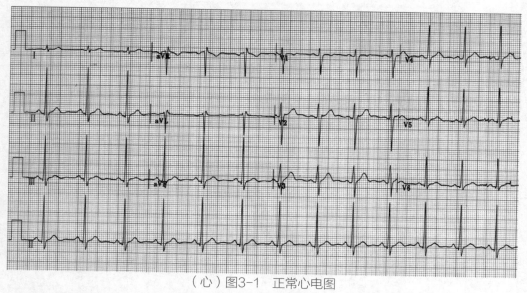

（心）图3-1　正常心电图

心电图多描记在特殊的记录纸上，心电图记录纸被纵线和横线划分成各为1mm²的小方格。标准走纸速度为25mm/s，此时每两条纵线间（1mm）表示0.04s（40ms）；标准电压1mV=10mm，此时两条横线间（1mm）表示0.1mV。

（1）成人心率为60~100次/min，波形基本规整。

（2）心电图上P波规律出现，P波在Ⅰ、Ⅱ、Ⅲ、aVF、V₅导联上直立，在aVR导联上倒置。

（3）P-R间期0.12~0.20s。

（4）同一导联上P-P间距相差<0.12s。

二、正常心电图及其主要波段的含义

正常心电图各主要波段见图3-1。

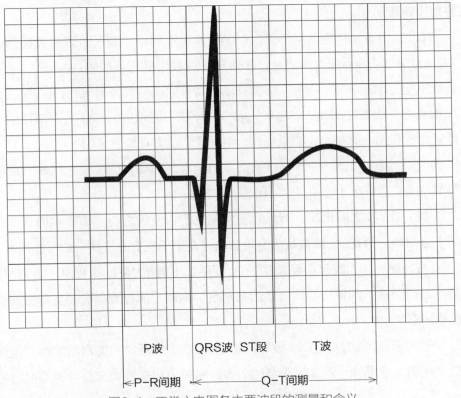

图3-1　正常心电图各主要波段的测量和含义

1. P波：心房（肌）除极时产生的心电波。①通常P波的前半部分代表右心房除极，中部代表右心房、左心房共同除极，后半部分代表左心房除极。正常P波的宽度≤0.11s，表示左右心房除极所花的时间。②P波的高度（幅度、电压）与心房肌的多少（厚薄）有关，正常情况下在肢体导联≤0.25mV，在胸壁导联≤0.15mV。

2. P-R间期：P波起点至QRS波起点间距，也可称为P-Q间期。P-R间期主要是电激动经房室传导系统下传，尤其是经由房室交界区时传导延缓产生的。正常P-R间期为0.12~0.20s。

3. QRS波：心室（肌）除极时产生的心电波。①QRS波群的宽度（时间）即QRS波群起止点间距，表示整个心室除极所花的时间。正常QRS波宽≤0.12s，通常为0.06~0.08s。②QRS波群的高度（幅度、电压）与心室肌的多少（厚薄）有关，因此QRS波群的高度有时可以反映有无心室肥大。

各导联上QRS波群的高度有一定正常参考值，在此特别提醒：正常V₁导联呈rS型QRS波，其中r波宽度不应超过0.04s和/或r波幅度不应超过1.0mV；请切记，因为极有鉴别诊断意义！

4. ST段：QRS波群终末点（称J点）至T波起点间距。判断ST段有无抬高或压低，多以J点后60~80ms处为测量点。任何导联ST段压低均不能超过0.1mV（V₂和V₃导联压低不超过0.05mV）；V₂~V₃导联ST段抬高≤0.25mV（女性≤0.15mV），余导联ST段抬高均不能超过0.1mV（V₃ᵣ和V₄ᵣ及V₇₋₉导联不能超过0.05mV）。ST段的升高或压低对诊断有无心肌缺血、心肌梗死、电解质紊乱有重要意义。

5. T波：代表心室复极。观察T波的方向、形态和高度的改变与观察ST段的变化有类似意义。故临床上常有"ST-T改变"之说。

6. U波：在T波之后出现，有代表左室前乳头肌复极之说。因影响因素多，意义不是十分明确。倒置的U波被认为是冠状动脉左主干或前降支狭窄的可靠佐证。

7. Q-T间期：QRS波起点至T波终结点间距，不能把U波计算在内。Q-T间期在诊断某些心律失常、调整抗心律失常药物剂量、判断心肌梗死患者预后等方面有着重要的临床意义。

8. P-J间期：P波起点至QRS波群终末点（J点）间距。在鉴别间歇性预激综合征与舒张晚期（晚发性、不那么提早的）室性早搏及间歇性束支传导阻滞时有特殊价值。

在测定所有间距的数值时，以多导联同步记录测值最为准确。如测量P-R间期，结合同步12导联心电图，在任一导联上找到P波、QRS波群最早开始点进行测量，比单导联上测值要准确得多。

【问题的提出】

临床上在使用抗心律失常药物时，动态观察心电图上P-R间期和Q-T间期有无延长，并将其作为药物减量或停药的指标之一，为什么选这2个间期，而不选用其他间期？

　　答：问得好！Q-T间期反映的是心室除极和复极时间之和，该间期的异常延长可导致严重室性心律失常，可见，无论是从生理还是病理角度，心室都被给予了极大的关注。而P-R间期反映的是房室传导时间，异常延长预示重度以上房室传导阻滞将接踵而至。

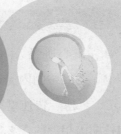

第四章

心律失常总论

第一节
有关心律失常的概念

| 重 点 |

1. 确立窦房结、房室结在心脏活动中的重要地位。体会"等级概念""从上至下""班长举例"等名称的内涵。

2. 理解"主动性、抢先、早搏、快速型"和"被动性、推迟、逸搏、缓慢型"两组词汇中任一组内各词语相近的含义。

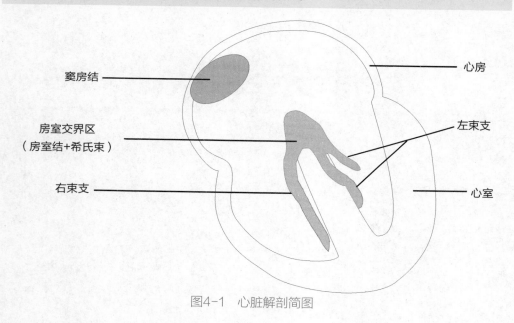

图4-1 心脏解剖简图

请务必记住这幅心脏简图，自己画画看。这样一幅简图，对分析异位激动点的性质、起源和传导过程都十分有利。

在遇到相关问题时，这既有助于说服你自己，也有助于说服别人。

记得心房（肌）与心室（肌）是相隔开、不直接相连的。

一、知识回顾

1. 心律失常是指心脏冲动的频率、节律、起搏部位、传导速度与激动顺序的异常。按发生原理分为冲动形成异常和传导异常2大类。

不要死记硬背。学会后面的内容，就会明白的。

2．"等级概念"在理解心律失常中的作用：正常人窦房结、房室结和心室（浦肯野纤维）自律性依次为60~100次/min、40~60次/min和<40次/min。

下级服从上级。正常心脏的一切活动都由窦房结指挥。

3．定位窦房结（心脏的领导）后，心律失常就容易理解了。

（1）冲动形成异常：除窦房结外，心脏其他部位（不外乎心房、房室交界区和心室）发出的冲动都为异位冲动。当然，窦房结本身病变时也可发生异常。

（2）冲动传导异常：窦房结指令（或异位冲动）下传心室过程中遇到障碍。

（3）冲动形成和传导异常：心律失常更为复杂。

掌握"从上至下"这条思路，任何复杂的心律失常问题都将迎刃而解。

4．怎样理解"主动性"和"被动性"心律失常的概念？

—主动性心律失常—

上一级功能正常的情况下，下一级提早的活动称"早搏"（主动性、抢先、快速型）。

1）上课铃响后，班长叫"起立"，之后全班同学起立，师生双方行礼后老师开始上课。

2）若有位同学抢在班长之前叫"起立"，全班同学跟着起立，这种现象即可理解为"主动性、抢先、早搏、快速型"心律失常（图4-2）。

*具体到心脏，"班长"是窦房结，有能力；而这位"调皮的同学"可以是心房、房室结或心室。

—被动性心律失常—

上一级功能不正常（功能低下或无功能）时，下一级推迟的活动称"逸搏"（被动性、推迟、缓慢型）。

1）上课铃响后，班长叫"起立"，之后全班同学起立，师生双方行礼后老师开始上课。

2）若班长未来上课，又未知会其他同学，当准点应该叫"起立"时未叫，此时一位"好心的同学"在比准点要推迟的时候才叫"起立"，全班同学起立后才开始上课，这种现象则可理解为"被动性、推迟、逸搏、缓慢型"心律失常（图4-3）。

*具体到心脏，作为"班长"的窦房结无功能，这位"好心的同学"可以是心房、房室结或心室。

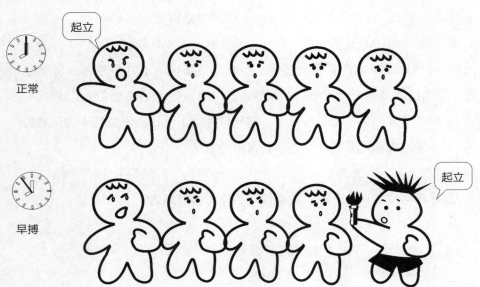

图4-2　以上课时班长叫"起立"为例来理解"早搏"性质的心律失常

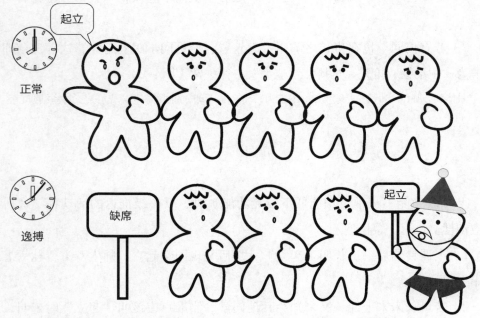

图4-3　以上课时班长叫"起立"为例来理解"逸搏"性质的心律失常

二、"早搏"和"逸搏"的处理

每一级组织其"早搏"和"逸搏"在心电图形态上是相同的〔（心）图4-1〕，但机制完全不同，处理上也完全不同。

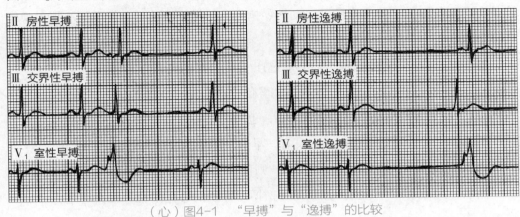

（心）图4-1　"早搏"与"逸搏"的比较

1. "早搏"者要采用抗心律失常药物压制。常用的有普罗帕酮（心律平）、胺碘酮、利多卡因、维拉帕米（异搏定）等。

2. "逸搏"者要想方设法对心脏加以保护。安装心脏起搏器最保险。药物可选阿托品、异丙肾上腺素等。

3. 如不懂"逸搏"只懂"早搏"，混淆两者，在处理上将会酿成大错。错把"逸搏"当"早搏"处理，使用抗心律失常药把逸搏点都打掉的话，那心脏就没有"兴奋点"来指挥了，心电便成为一条直线，患者就危险了！

（有相同含义）

主动性、抢先、早搏、快速型

对立

被动性、推迟、逸搏、缓慢型

（有相同含义）

三、从社会现象来理解心律失常

1. 就好像一些人不太服从领导管理那样，窦房结的领导位置时时都受到其下属（心房、房室结、心室）的威胁，任一下属一旦能力（自律性）超过窦房结，就会抢夺领导权。故心律失常中"主动性、抢先、早搏、快速型"性质的心律失常较为多见。

2. 异位搏动（早搏/逸搏）与心动过速/逸搏心律的关系：

心电学中规定，出现连续3次以上的异位搏动形成"心（节）律"。

（1）如果异位搏动频率>100次/min，也称为"心动过速"。

当然，"心动过速"往往是指具有"早搏"性质的心律失常。

（2）如果异位搏动频率<60次/min，则称为"××心律"。

当然，这种"××心律"往往是"逸搏"性质的心律失常，故又称之为"××逸搏心律"。

第二节

阅读心律失常心电图的精髓——"宽、窄、快、慢"4字法则

| 重　点 |

1. 因为心室对维持生命很重要，所以分析心律失常就应从QRS波着手。

2. QRS波的宽窄，提示引起心室除极的电指令是来自室性还是室上性，前者危险性较大，后者较为安全。QRS波的快慢，提示是否有使用抗心律失常药物的指征。

窄QRS波，表明引起心室除极的电指令可能来自室上性，如窦房结、心房、房室交界区等；宽QRS波，表明引起心室除极的电指令可能来自心室本身。

1. 以一次窦性活动为例，按照窦房结→心房→房室结→心室这种"从上至下"的线路，搞清楚P波→P-R间期→QRS波的来龙去脉。

（1）P波是心房肌除极波，电激动来自窦房结的指令。

（2）P-R间期主要是窦房结电指令在房室传导系统上传导耗时（尤其是在房室结中传导延迟）所产生。

（3）QRS波是心室肌除极波。至此，窦房结的一次指令达到其目的。

上述传导及P波、QRS波形成的过程与"心脏主要由心房、心室、两个结（窦房结、房室结）构成"相呼应。

2. "宽、窄、快、慢"避开了常使读者感到棘手的"心电向量"问题。

（1）知道P波、QRS波分别代表心房、心室除极即可。

（2）心电图映入读者眼里的首先是QRS波群，我们就从此处着手。

（3）判读心律失常心电图往往涉及QRS波的宽度，而较少涉及其高度。

（4）本书采用心率>100次/min为"快"，心率<60次/min为"慢"的标准。

3. "宽、窄QRS波"和"快、慢型心律失常"的相关概念：

（1）高度概括了心律失常的起源（室上性/室性）和性质（早搏/逸搏）。

（2）达到快速评估心律失常危险性并迅速选定抗心律失常药物的作用。

简化记忆抗心律失常药的临床应用

| 重 点 |

1. 抗心律失常药是针对快速型室性和/或室上性心律失常的，缓慢型心律失常不能用。

2. 心律失常大体上分为室上性和室性。所谓"窄谱"抗心律失常药是针对室性或室上性的，而"广谱"抗心律失常药对室性和室上性都有效。

3. 记住"广谱"抗心律失常药中的普罗帕酮、β受体阻滞剂和胺碘酮，有助于应急处理快速型心律失常。

快速型心律失常 → 室上性 → 房性：早搏、心动过速、扑动、颤动
　　　　　　　　　　　　　　　交界性：早搏、心动过速
　　　　　　　　　　　室性：早搏、心动过速、扑动、颤动

心脏各组织不外乎主要是房室传导系统、心房和心室，心脏各组织的快速型心律失常不外乎是早搏、心动过速和扑动、颤动。

一、临床最常用的抗心律失常药

1. 临床最常用的抗心律失常药仅有以下几种：普罗帕酮、胺碘酮、美托洛尔、艾司洛尔、利多卡因、维拉帕米（表4-1）。

2. 抗心律失常药是针对"主动性、抢先、早搏、快速型"心律失常的。

（1）针对室上性快速型心律失常的药物：广谱（Ia类、Ic类、Ⅱ类、Ⅲ类）、室上性（Ⅳ类）。

（2）针对室性快速型心律失常的药物：广谱（Ia类、Ic类、Ⅱ类、Ⅲ类）、室

性（Ib类）。

（3）"广谱"抗心律失常药：对室上性和室性心律失常都有效的药物。

"窄谱"抗心律失常药：只对室上性或只对室性心律失常有效的药物。

表4-1　临床最常用的抗心律失常药

类别	药物	适应证	具体用法
Ib	利多卡因	室性心律失常（包括急性心肌梗死时出现的）首选用药	50~100mg稀释后静脉注射，若无效，5~10min后重复一次，仍无效时再给一次，1h内静脉注射总量不超过250~300mg。有效后以1~4mg/min速度维持静脉滴注。48~72h后渐减量，加口服药
Ic	普罗帕酮（心律平）	广谱，预激综合征并心律失常	1~2mg/kg稀释后静脉注射，可重复1~2次；见效后以0.5~1mg/min速度维持静脉滴注；48~72h后渐减量，加口服药，剂量为0.15~0.3g，1次/8h
II	美托洛尔	广谱	稀释后静脉注射，每次2~5mg，间隔5~15min后可再给予1~2次，总剂量≤15mg。酒石酸美托洛尔口服时剂量为25~50mg，1~2次/天；琥珀酸美托洛尔口服时剂量为47.5~95mg，1~2次/天；根据心率、血压调整口服剂量
	艾司洛尔	广谱	负荷量0.5mg/kg，静脉注射1min，心功能欠佳者剂量减半至30~40mg；维持量以0.05mg/（kg·min）开始，4min时若效果不佳可再给一次负荷量，最大维持量为0.3mg/（kg·min）；可用艾司洛尔原液静脉注射或静脉泵入
III	胺碘酮（可达隆）	广谱，预激综合征并心律失常，室性心律失常首选用药	负荷量：①室颤或无脉性室速时，0.15~0.3g，以5%GS液30mL稀释后快速静脉注射，配合电除颤，无效者于10~15min后追加0.15g，可连续追加数次；②血流动力学稳定的室速，以上剂量缓慢注射10min以上，无效可再追加。维持量：第1个24h，前6h按1mg/min、后18h按0.5mg/min速度静脉给予，日总量可达2.2g；第2个24h及以后按0.5mg/min速度静脉给予，同时加口服药或3~4天后改口服用药，该过程中根据病情需要调整静脉（包括追加负荷量）与口服用药剂量。口服：0.2g，3次/天；1~2周后改0.2g，2次/天；再经1~2周后改0.2g，1次/天，维持1~3个月；或2~3个月后改0.2g，1次/天，每周口服3~5天即可或每隔1天1次，该过程中必须根据病情需要随时调整用法、剂量及疗程。美国AHA、ACC等部门联合发布的《2014年心房颤动患者管理指南》将心房颤动合并预激综合征列为胺碘酮、地高辛、非二氢吡啶类钙拮抗剂的使用禁忌证

续表

类别	药物	适应证	具体用法
Ⅳ	维拉帕米（异搏定）	室上性心律失常。偶用于特殊类型室速，如特发性分支型室速	5~10mg稀释后静脉注射，若无效则在5~10min后重复一次；见效后按0.005mg/min速度维持静脉滴注，但此方法极少用。口服时剂量为40~80mg，3次/天，缓释剂（ISOPTINE-SR）为120~240mg，1次/天

注：Ⅰa类代表药物奎尼丁，目前为非常用药物。

3. 选药经验：当短时间内的确难分辨快速型的心律失常是室上性抑或室性时，先选用广谱抗心律失常药将病情稳定下来再仔细研究。

4. 选药注意事项：急诊处理快速型心律失常患者，对于有器质性心脏病者，不建议将普罗帕酮（心律平）作为首选用药；有明显心功能不全者，应谨慎使用β受体阻滞剂或维拉帕米（异搏定），以免使用后短时间内加重心功能不全；对于有器质性心脏病且有心功能不全者，首选胺碘酮（可达隆）。确诊为快速型室上性心律失常的患者，即便有器质性心脏病和/或伴心功能不全，在排除禁忌证的前提下，可以选用洋地黄类制剂。

5. 近十余年新上市的抗心律失常药：

（1）伊伐布雷定（Ivabradine）：选择性作用于窦房结的If电流阻滞剂，属纯粹的降心率药物，可显著减慢窦性心律。与β受体阻滞剂及钙离子拮抗剂不同，伊伐布雷定对心内传导、心肌收缩力或心室复极化无影响，避免了β受体阻滞剂在降心率的同时带来的呼吸道痉挛、呼吸困难、血压下降、性欲减低、停药后心率反弹等副作用，可用于慢性心功能不全的患者。用法：2.5~5mg/次，2次/天；用药3~4周后，根据治疗效果和需要，逐渐增加剂量。

（2）伊布利特（Ibutilide）：快速有效地转复新近发生的心房颤动或心房扑动，应用于心脏围手术期心房颤动、心房扑动的转复，也可用于房颤并预激综合征者。心房颤动、心房扑动的转复率分别为31%~77%和54%~87%。药物引起非持续性室性心动过速的发生率约为4.3%，常在注射后30~60min内发生；约1.7%的患者会发展为持续性室性心动过速或多形性室性心动过速，须及时干预。因此，必须在有心电监护及心肺复苏设备的情况下使用伊布利特，使用前常规检测血钾和血镁水平，使用后应至少持续心电监测4h。用法：1mg稀释后缓慢静脉注射，未转复律者，可再用1mg。若使用过程中出现QT间期延长并多形性室性心动过速，按多形性室性心动过速处理。

（3）尼非卡兰（Nifekalant）：是一种单纯的钾离子通道阻滞剂，主要阻断Ikr，属新型Ⅲ类抗心律失常药。用于对其他药物无效或不能使用的情况下危及生命的室速、室颤。对心房扑动也有较高的转复率，可降低心房颤动的除颤阈值，提高除颤效果。其最严重的不良反应是延长QT间期，引起多形性室性心动过速发作。用药时需要监测心电图QT间期变化，预防多形性室性心动过速发作，一旦出现则应立即停药并给予相应处置。可以0.9%NS或5%GS液稀释，推荐浓度为1mg/mL（不超过2mg/mL）。负荷量：每次0.3mg/kg，在心电监护下，5min内注射完毕，最大剂量不得超过0.5mg/kg，重复静脉注射应间隔2h以上。维持量：0.4mg/（kg·h），在持续心电监护下等速静脉输注，最大用量不得超过0.8mg/（kg·h），连续输注时间最长不超过14天。

> 只要是快速型心律失常(HR > 100次/min)，均可用广谱抗心律失常药，如胺碘酮、普罗帕酮等。怎样判断是否为快速型心律失常？数QRS波频率、摸脉搏或听心率，这些你总会吧!

二、其他具有抗心律失常作用的药

1. 洋地黄类：属强心苷类药。可用于室上性快速型心律失常的治疗。

其"负性频率作用"主要表现在延缓房室传导，故可减慢房速、房扑或房颤时的心室率。因其同时具有"正性肌力作用"，故对房速、房扑或房颤合并心力衰竭者，可起到"一箭双雕"的作用。

2. 升血压药：属拟交感类药。用于终止阵发性室上性心动过速。

血压升高会刺激颈动脉窦，反射性地引起迷走神经张力增高，从而终止阵发性室上性心动过速发作。有头痛及引起老年人脑血管意外等副作用，目前已基本不用。

三、有助于提高缓慢型心律失常心率的药物

1. 阿托品：属抗胆碱类药。降低迷走神经张力，使交感神经张力相对增高，从而提高窦性或交界性节律的心率。

静脉注射时每次用量为1mg；静脉滴注时常用量为3~5mg加入500mL液体，根据心率调整滴速。

2. 多巴胺：属拟交感类药。用于阿托品无效或不适用阿托品的症状性心动过缓患者，也可用于起搏治疗前的过渡。

病情紧急时，可以3~5mg静脉注射；然后将180mg多巴胺，以0.9%NS配至50mL，以2~10μg/（kg·min）速度静脉泵入。

3. 肾上腺素：属拟交感类药。用于心肺复苏，也用于阿托品无效或不适用阿托品的症状性心动过缓患者，还可用于起搏治疗前的过渡。

用于心肺复苏：1mg快速静脉注射，必要时3~5min内可重复使用1mg。用于心动过缓：以2~10μg/kg静脉输注或静脉泵入，根据心率反应调整剂量。

4. 异丙肾上腺素：属拟交感类药。用于提高窦性、交界性或室性节律的心率，也可用于起搏器治疗前的过渡。

静脉滴注时常用量为0.5~1mg加入500mL液体，缓慢滴入；也可以2~10μg/kg速度静脉泵入，根据心率反应调整滴速。

*本书不主张将这些药物称为"抗缓慢型心律失常药"，因为它们归属于其他类别，只是有提高心率的作用而已。

四、明确抗心律失常药的意义

1. 抗心律失常药是针对"主动性、抢先、早搏、快速型"心律失常。目的是打掉"异己分子"，维持窦性心律（祛除歪风邪气，维护公道！）。此种情况下，窦房结的起搏功能往往是好的。

2. 在缓慢型心律失常中，不能使用抗心律失常药。因为此时的异位搏动点往往是：

（1）推迟出现的（不是提早发生的）。

（2）逸搏性质的（不是争当领导者那种性质）。

（3）被动性的（是不情愿的，之所以担当领导者是出于好心，以防心脏停搏）。

（4）呈缓慢心率的［并非主动争取，故按自己实际能力（指心脏各组织原本具有的自律性，如心室自律性<40次/min）办事］。

此种情形下，窦房结甚至房室结的起搏（发指令）功能往往是不好的。

3. 医者主观上希望抗心律失常药只抑制早搏性质的异位兴奋灶，而不抑制窦房结、房室结和其他心房心室肌的正常工作。实际上，药物对正常和病变心肌、普通和特殊心肌都有抑制作用，心肌细胞的自律性、兴奋性、传导性和收缩性在不同程度上得到了抑制。若剂量掌握不当，可引起心功能不全和其他新的心律失常。

缓慢型心律失常中，心率虽慢，但正是这些慢的心率（电激动）保证人还活着！若将逸搏性质的心律失常当成早搏性质的心律失常来处理，使用抗心律失常药将打掉逸搏点，整个心脏就完蛋了（不跳了）！

【问题的提出】

1. 抗心律失常药是针对主动性心律失常还是被动性心律失常？

答：抗心律失常药是针对主动性心律失常的。其作用是抑制抢夺窦房结的异位激动，以保证心脏在窦房结的领导下活动。

2. 临床遇到快速型和缓慢型心律失常并存的患者时，怎样选用药物？

答：原则上是安装临时或永久型心脏起搏器解决缓慢型心律失常，在此基础上再选用抗心律失常药控制快速型心律失常。

3. "广谱"和"窄谱"抗心律失常药是怎么一回事？

答："广谱"是指药物对室上性和室性快速心律失常都有效，"窄谱"则是指药物只对室上性或室性快速心律失常有效。简单记忆如下：Ⅰa类广谱，奎尼丁；Ⅰb类窄谱（针对室性心律失常），利多卡因；Ⅰc类广谱，普罗帕酮；Ⅱ类广谱，美托洛尔；Ⅲ类广谱，胺碘酮；Ⅳ类窄谱（针对室上性心律失常），维拉帕米。

4. 遇到快速心律失常时，能否迅速做出选用哪种抗心律失常药的决定？

答：能。见到宽QRS波，提示可能是室性异位激动；见到窄QRS波，提示可能是室上性的激动。①治疗室性心律失常，选"广谱"或针对室性心律失常的"窄谱"药，如Ⅰa类、Ⅰb类、Ⅰc类、Ⅱ类、Ⅲ类；②治疗室上性心律失常，选"广谱"或针对室上性心律失常的"窄谱"药，如Ⅰa类、Ⅰc类、Ⅱ类、Ⅲ类、Ⅳ类；③分不清是室上性抑或室性心律失常时，只要是快速型心律失常，就可选用"广谱"抗心律失常药物。只要记住这几种常用的抗心律失常药，临床处理紧急快速型心律失常时就够用了！④针对快速型心律失常的治疗药物，最新指南推荐首选胺碘酮。

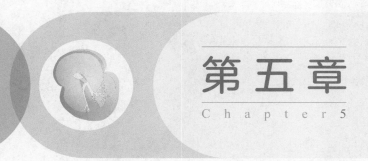

第五章
Chapter 5

快速型心律失常

　　首先，记住我们常用的正常心脏解剖简图和正常心电图（图5-1），不妨自己画一画。

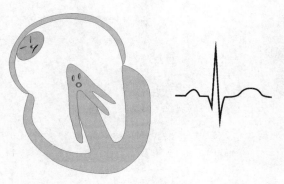

图5-1　正常心脏解剖简图和正常心电图

　　知道编者的意图吗？对，就是让大家牢牢记住正常情况下"领导"和"群众"的关系。

　　有正常心电图做对照，在阅读异常心电图时，掌握心律失常的规律性就容易多了。

"有困难找领导"——记住这句话哟！

　　此话的意义在于：①窦房结为首时，先找到窦性激动的规律；②窦房结不为首时，也必须找到这种情形下谁是心脏的"大哥"。在明确基本节律／规律（搞清楚是窦性节律、交界区节律，抑或室性节律或房性节律）后，再按照前文中提到的"等级概念""从上至下""班长举例"等知识，判断心律失常是早搏性质的还是逸搏性质的。

快速型窦性心律失常

重 点

1. 无论快速型或缓慢型窦性心律失常，请记住，只要是窦性心律，都有以下特点：①P_{II}直立，P_{aVR}倒置；②P-R间期>0.12s；③QRS波往往为室上性。

2. 单纯从心电图角度而言，窦房结折返型心动过速无法与窦性心动过速相区别，因为它们的表现一样。不同的是，前者有突发突止的临床特点，后者则为渐增渐减的特点。

一、窦性心动过速

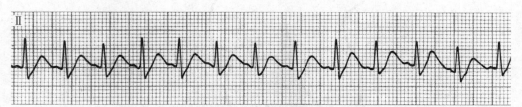

（心）图5-1　"4字法则"特点：窄（QRS波宽0.08s）、快（心率>100次/min）

（一）看图［（心）图5-1］步骤（可参考第71页"早搏"中的看图步骤）

1. 窄QRS波说明心电活动和机械活动都是相对稳定的。

2. 快频率意味着有很多可选用的药物，如普罗帕酮、胺碘酮等。

3. 胸有成竹：不打紧！

4. 明确为窦性心动过速后处理以原发病为主，必要时加用β受体阻滞剂和/或依伐布雷定。

（二）轻松分析，乐趣无穷（图5-2）

1. 心脏仍由窦房结指挥，故心电图仍具有窦性心律的特点。只是窦房结发放电指令的频率>100次/min，可达150次/min，偶尔可达180次/min。

2. 随着窦房结的指令加快，即随着心率加快，P-R间期可以缩短。因窦性心律下传心室时必须经过房室结，所以无论快到什么程度，P-R间期肯定≥0.12s。

3. 心室除极产生的QRS波是正常宽度的（窄的）、室上性的。

4. 心电图特征：

（1）成人的心率>100次/min，波形规整。

（2）心电图上P波有规律地出现，P波在Ⅰ、Ⅱ、Ⅲ、aVF、V₅导联上直立，在aVR导联上倒置。

（3）P-R间期0.12~0.20s。

（4）同一导联上P-P间距相差<0.12s。

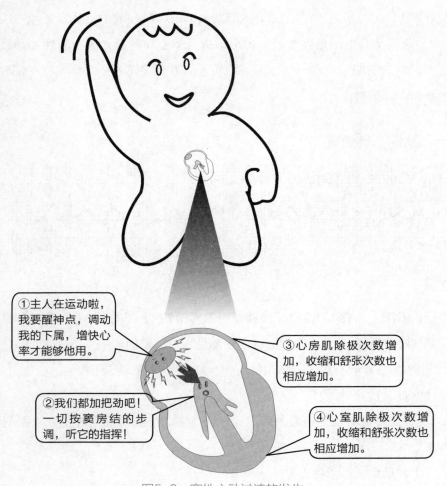

图5-2　窦性心动过速的发生

二、折返性窦性心动过速

★建议读者暂时不要看这一小节的内容。等到读懂"阵发性室上性心动过速"的内容后，再倒回来看本小节的内容，你会觉得很轻松。

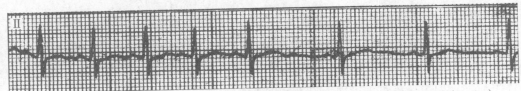

（心）图5-2　"4字法则"特点：窄（QRS波宽0.08s）、快（心率＞100次/min）

（一）看图［（心）图5-2］步骤

1. 窄QRS波说明心电活动和机械活动都是相对稳定的。

2. 快频率意味着有很多可选用的药物，如普罗帕酮、胺碘酮等。

3. 胸有成竹：不打紧！

（二）轻松分析，乐趣无穷

1. 窦性心动过速的发生通常呈渐快渐慢的特点，即慢慢提速，慢慢减速。

比如从70次/min→80次/min→90次/min→100次/min→110次/min……

从……110次/min→100次/min→90次/min→80次/min→70次/min。

而窦房结折返性心动过速呈发作性，即有突发突止的特点。比如原本心率为70次/min，可突然达150次/min，又可突然降至70次/min。

2. 折返机制：窦房结与心房之间有一小折返环（图5-3），电激动在环上每跑（循环）一次，即向环外的心房组织发出一次电指令，使心房除极产生P波，电指令继续下传，依次产生P-R间期、QRS波。因此，心电图表现基本上无法与窦性心动过速区别。区别在于窦房结折返性心动过速呈突发突止的临床特点，且心电生理检查时可用电刺激反复诱发和终止发作。

3. 该种心律失常少见，属"阵发性室上性心动过速"的一种。

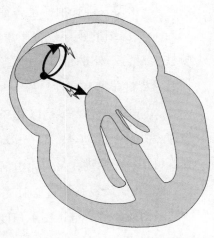

图5-3　窦房（结）折返示意图

【问题的提出】

1. 是否可以这样认为：广义上讲，窦性心动过速也属于室上性心动过速（室上性心律失常）？

答：可以这样认为。

2. 窦性心动过速是否可以使用抗心律失常药物？

答：应查明引起窦性心动过速的原因，以治疗原发病为主，必要时可以选用β受体阻滞剂，如美托洛尔（倍他乐克）和/或依伐布雷定等。无使用普罗帕酮、胺碘酮的指征时不必用。

● 第二节

过早搏动

| 重 点 |

1. 过早搏动（premature beat），简称早搏，又称期前收缩（premature systolic）或期外收缩。

2. 早搏，即提前搏动，往往是在窦房结功能良好的情况下，心脏其他组织抢夺窦房结的领导位置。想想看：能去抢夺窦房结领导位置的心脏组织有哪些？对，不外乎心房、房室结和心室。所以，早搏也只有3大类，即房性早搏、交界性早搏和室性早搏。

3. 心律失常大多是以其产生的机械活动来命名的，如早搏与逸搏、心动过速、扑动、颤动等，都有"动"感！少数则以电活动命名，如传导阻滞；个别既可用机械活动，又可用电活动来命名，如窦性停搏/窦性静止。

4. 我们反复强调过心脏先有"电"，之后才有"机械性"的收缩和舒张活动。因此，从心电（图）角度来说，将"过早搏动"命名为"过早激动"可能会更贴切些，你认为如何？

5. 由于早搏与逸搏、心动过速、扑动、颤动等名称已沿用至今，所以本书中仍使用这些广为人知的称呼。谨请读者注意心电活动与机械活动的差别和关联。

我们仍坚持不能将心电活动与机械活动两者等同。

一、房性早搏

房性早搏（atrial premature beat），简称"房早"。

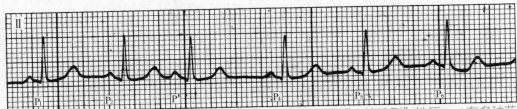

（心）图5-3　提早的QRS波：意味着"主动性、抢先、早搏、快速型"性质。→有多种药
　　　　　　物可选择　窄的QRS波：意味着"来自室上性的电指令引起心室除极（过
　　　　　　电）"。→心电活动和机械活动均较稳定
　　　　　　胸有成竹：不打紧！不用着急！

（一）看图［（心）图5-3］步骤

1. ①整幅图中的QRS波是窄的。②在基本规整的窄QRS波基础上有提早出现的窄QRS波。③运用"4字法则"在头脑中迅速做出的反应见图题，表明这种心律失常较为安全，不用着急，也不用急于处理，慢慢分析或请教他人都行。

2. 画出心脏解剖简图及正常心电图。

3. 找到窦性P-QRS-T波群。注意：只要P$_{II}$直立，P-R间期>0.12s，都可以先将它当成窦性P波。知道这是什么缘故吗？如果不记得或是弄不懂，不妨看看第17页的内容。

4. 确定基本节律和频率。（心）图5-3中第1、2个P-QRS-T波群为窦性指令所致。

5. 按以下步骤详细分解和推理。

（1）因窦房结规律发放指令，故用分规可度量出窦P$_1$、窦P$_2$的基本节律／规律／间距。

（2）以P$_1$-P$_2$间距推测窦P$_3$的位置（应该出现的位置实际上未出现），发现在虚拟的窦P$_3$与窦P$_2$之间有一抢先的P'波，之后跟有窄的（正常宽度的、室上性的）QRS-T波群。

（3）P$_2$-P'间距（早搏间期）+P'-P$_4$间距（代偿间期）≠2×任一窦P-P间期。称"代偿间期不完全"。

（4）符合房性早搏的心电图特点。

（二）心电图特征

1. 提早出现的P'-QRS-T波群，P'波形态与窦性P波不同。

2. P'-R间期≥0.12s。

3. P'波后紧跟着的QRS波群一般与窦性心律者相似，若无QRS波群时称房性早搏未下传，有相关的宽QRS波群时称房性早搏伴室内差异性传导（参考第199页）。

4. 代偿间歇不完全。

（三）轻松分析，乐趣无穷（图5-4）

1. 房早（房性异己分子）抢着当心脏的"领导"。

（1）房早想要统帅整个心房，使整个心房除极产生P'波。房早如果能力不强（快）过窦房结，抢在其前发指令，它就别想成为领导了。所以说早搏是"主动性、抢先、快速型"性质的，明白了吧?

（2）心室是心脏最重要的部位，房早若只能支配心房岂不是太没本事！它会设法去支配心室。支配心室必须经过房室交界区，故P'-R间期≥0.12s。

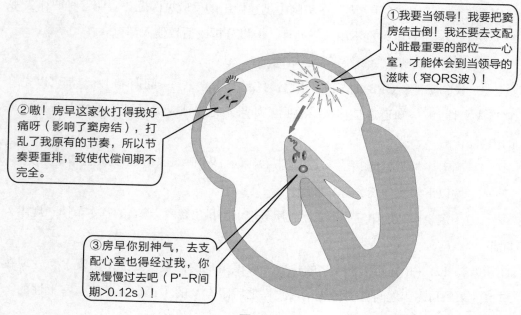

图5-4

（3）房早同时也会设法"赶走、打击"窦房结。因近水楼台，房早借助心房除极很容易击倒窦房结，从而使窦房结节律重排，造成代偿间期不完全。

2. 心房异位点的电指令进入房室结后的步骤与窦性指令下传心室的过程一致。

（1）该"异己分子"的电指令会在房室结中放慢速度，致使P'-R间期≥0.12s。

（2）心室除极时产生的QRS波的宽度（及高度）与窦P下传心室产生的QRS波群一致，是正常宽度的（窄的）、室上性的。

3. 因P'波提前，故QRS波也往往会随之提前。

二、交界性早搏

交界性早搏（junctional premature beat），也称为房室交界性早搏。过去也称为"结性早搏"，现在少用该称呼。

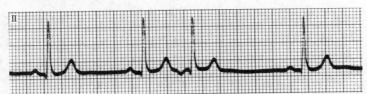

（心）图5-4　提早的QRS波：意味着"主动性、抢先、早搏、快速型"性质。→有多种药物可选择　　窄的QRS波：意味着"来自室上性的电指令引起心室除极（过电）"。→心电活动和机械活动均较稳定
胸有成竹：不打紧！不用着急！

（一）看图［（心）图5-4］步骤

1. ①整幅图中的QRS波是窄的。②在基本规整的窄QRS波基础上有提早出现的窄QRS波。③运用"4字法则"在头脑中迅速做出反应（见图题）。

2. 画出心脏解剖简图及正常心电图。

3. 参考认识"房性早搏"的方法。

（1）找到窦性P-QRS-T波群。

（2）确定基本节律和频率。

（3）按"房性早搏"中的步骤详细分解和推理。

（二）心电图特征

1. 提早出现的QRS-T波群，形态与窦性心律QRS-T波群相同。

2. 根据早搏的前传和逆传速度的不同，在QRS波群之前、之中或之后可见逆行

P'波，其中之前者P'-R间期<0.12s，之后者R-P'间期<0.20s。

3. 代偿间歇可完全或不完全。

（三）轻松分析，乐趣无穷（图5-5）

交界区本身的位置比较特殊，像一个单位的"中层干部"，上有心房，下有心室。

1. 交界性早搏抢着当心脏的"领导"，它的目的是统帅整个心脏。交界性早搏如果能力不强（快）过窦房结，它就别想成为领导了。所以说早搏是"主动性、抢先、快速型"性质的，明白了吧？

（1）电指令向上传导支配心房，使心房除极产生P'波。

（2）电指令同时也会设法经过房室交界区下传去支配心室，使心室除极产生QRS波。

（3）交界性早搏也希望"赶走、打击"窦房结。房室交界区与窦房结之间相隔有心房，如果交界性早搏想去推翻窦房结"领导"，它必须借助心房除极或沿结

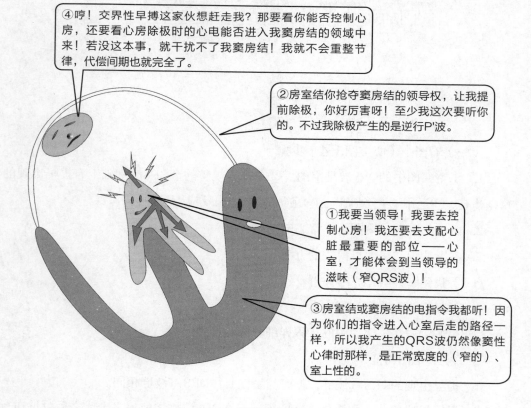

图5-5

间束逆传才有可能实现愿望。那还是有一定难度的。

2. 电指令往心房方向逆传的过程与窦性指令下传的过程完全相反。

（1）若逆传到心房，心房的除极就像喷泉一样，自下而上散开，因产生的心电向量向上，故Ⅱ导联上P'波倒置。

（2）心房除极的P'波，极有可能使窦房结节律重排，使代偿间期不完全。

（3）若逆传不到心房或不能沿结间束逆传，则对窦房结不构成威胁，结果是代偿间期完全。

（4）少见的情况是有逆传P'波，但干扰不了窦房结，结果也是代偿间期完全。

3. 交界性早搏的电指令往心室方向传导的过程与窦性指令下传心室的过程一致。

（1）心室是心脏最为重要的部位。交界区所在位置像块"夹心饼"，上有心房，下有心室。若交界区想掌握领导大权，只去支配心房岂不是太可惜？对，它会设法去支配心室的。由于交界性早搏的电指令下传心室的过程与窦性指令下传心室的过程一致，所以心室除极时产生的QRS波是正常宽度的（窄的）、室上性的。

（2）房性早搏中P'-R间期的含义是P'下传心室产生QRS波时，在房室传导系统上所耗的时间，QRS波隶属于P'波；而交界性早搏的诊断条件中P'-R间期<0.12s、R-P'间期<0.20s，实为P'波与QRS波之间的叠加关系，无从属关系。实际上，交界性早搏并无P'-R间期或R-P'间期可言。

4. 房室交界区的电指令同时上传心房和/或下传心室时的几种可能性见图5-6。

交界区的电指令向上（心房）、向下（心室）扩布时，有以下4种可能性：

若上下都传导，依上传和下传速度的异同，有以下3种可能性：

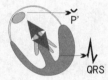

①既可以向上逆传到心房，使心房除极产生逆行P'波；也可以向下传至心室，使心室除极产生QRS波。

①上传速度快于下传速度，即电指令先到心房，后到心室，逆行P'波在QRS波之前。

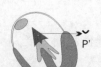

②只向上逆传到心房，使心房除极产生逆行P'波。

②下传速度快于上传速度，即电指令先到心室，后到心房，逆行P'波在QRS波之后。

③只向下传至心室，使心室除极产生QRS波。

③上传、下传速度一致，即电指令同时到达心房和心室，逆行P'波与QRS波重叠；因P'波隐藏在QRS波中，故只见QRS波，从普通心电图上看，此种情形与房室结电指令只传心室的情形难以区别。

④既不向上也不向下传，不产生P'波和QRS波，此种情况极少见。

图5-6　房室交界区的电指令同时上传心房和/或下传心室时的几种可能性

三、室性早搏

室性早搏（ventricular premature beat），简称"室早"。

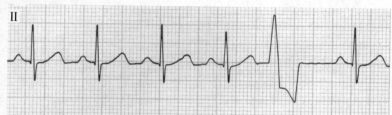

（心）图5-5　提早的QRS波：意味着"主动性、抢先、早搏、快速型"性质。→有多种药物可选择　　宽的QRS波：意味着"来自室性的电指令引起心室除极（过电）"。→心电活动和机械活动均不稳定

胸有成竹：提高警觉性，小心点为好！

（一）看图［（心）图5-5］步骤

1. ①整幅图中大部分QRS波是窄的。②基本规整的窄QRS波基础上有提早出现的宽QRS波。③运用"4字法则"在头脑中迅速做出的反应见图题，表明这种心律失常较为危险，需要迅速做出反应和处理。

2. 画出心脏解剖简图及正常心电图。

3. 参考认识"房性早搏"的方法：

（1）找到窦性P-QRS-T波群。

（2）确定基本节律和频率。

（3）按"房性早搏"和"交界性早搏"中的步骤详细分解和推理。

（二）心电图特征

1. 提早出现的宽大、畸形的QRS波群，时限>0.12s，ST段和T波方向与QRS波主波方向相反。

2. QRS波群前后无相关P波。

3. 代偿间期多完全。

（三）轻松分析，乐趣无穷（图5-7）

1. 室性早搏的主要特点是提早出现宽大、畸形的QRS波。

室性早搏抢着当心脏的"领导"，它的目的是统帅整个心脏。室性早搏如果能力不强（快）过窦房结，它就别想成为领导了。所以说早搏是"主动性、抢先、快速型"性质的，明白了吧？

（1）宽大的原因：如图5-7所示，室性异己分子起搏点多偏在心室的一边（偏心性激动），发出的指令使整个心室除极的过程从一侧心室跨过室间隔到另一侧心室，心电沿着普通心肌细胞除极，传导速度慢，耗时多，所以QRS波增宽。心电波的宽度与时间有关，高度与心肌厚薄有关。还记得吗？

（2）畸形的原因：室早时心室肌除极产生的心电向量与正常时不一样，形成的QRS波形态就与窦性心律时的QRS波形态有别。相比之下，称之为"畸变"。

2. 室性早搏除使整个心室除极（过电）产生宽大、畸形的QRS波外，也企图逆行房室结去推翻窦房结的领导。心室与窦房结之间有心房、房室交界区等组织，如果室性异己分子想去推翻窦房结"领导"，它必须通过上述结构才能如愿以偿。

3. 我们都记得：正常时窦房结的电指令从心房往心室方向前行时，房室结中已有传导延缓现象。因此，逆行房室结如"逆水行舟"，室性早搏的电指令往往会被卡在房室结内，上不去心房！窦房结的领导地位便不会受到干扰，故室性早搏往往代偿间期完全。

4. 实际上，在提前出现的宽大、畸形的QRS-T波群中，可能隐藏着窦性P波（我们知道，P波小，QRS波将其掩盖起来了，尤其是宽大、畸形的QRS波）。之所以窦性P波下传不到心室是因为房室结未过不应期。此房室结的不应期是室早逆传时造成的——原因是室早逆传房室结时，大多数情况下虽然房室结不让其通过，但实际上室早已经打击了房室结一次（使其兴奋了），因此房室结要休息一段时间（不应期）后才能再次应激。

5. 当然，在某些病例中，"强劲"的室性早搏的冲动可以逆房室结而上，打击到窦房结，致使室性早搏代偿间期不完全。

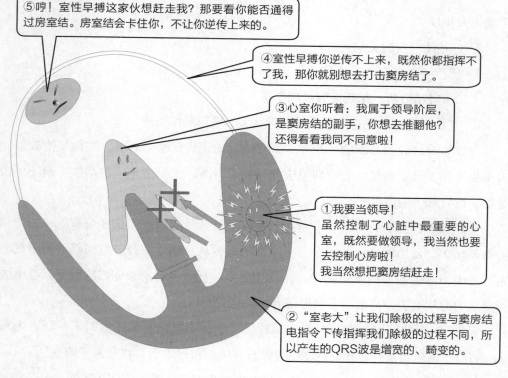

图5-7

（四）较为特殊的室性早搏

1. 间插性（间位性、插入性）室性早搏［（心）图5-6］。

2个窦P-QRS-T波群之间有一室早存在即为间插性室早。实际上是室早中隐匿的窦P经房室结下传所致，此时室早造成的房室结不应期已过，否则窦P就无法下传心室。

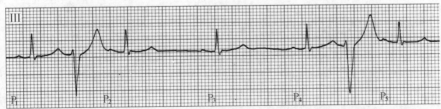

①窦P_2的P-R间期延长，但窦P_1、P_2、P_3、P_4是等距的，说明窦房结并未受到干扰。

②若窦P_2后无QRS波，即为常见的室性早搏。

③自己画一画，就会明白的。

（心）图5-6　间插性室性早搏

2. 早搏呈二联律及连发早搏。

（1）一个窦性、一个早搏，交替出现连续2次以上即称为二联律早搏。是室性者，则为二联律室早［（心）图5-7］；是房性者，则为二联律房早［（心）图5-8］；交界性早搏也是如此。

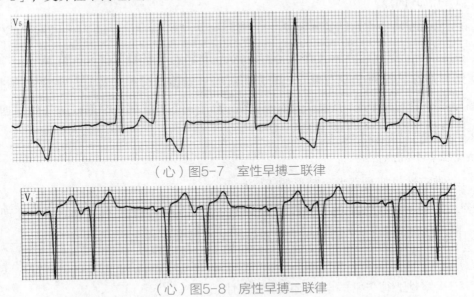

（心）图5-7　室性早搏二联律

（心）图5-8　房性早搏二联律

（2）连发早搏：早搏连续2次出现［（心）图5-9，（心）图5-10］。

与单发早搏一样，连发的早搏除控制心房或心室外，也想去推翻窦房结的领导地位。

连发早搏的对应频率（心率）肯定大于窦律心率，否则就不可能连续出现2次早搏。

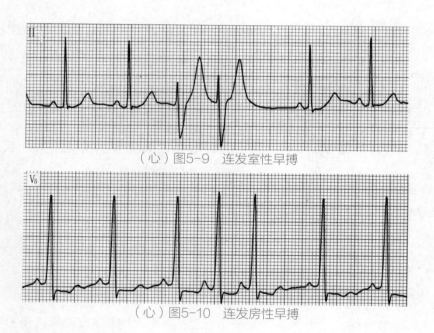

（心）图5-9 连发室性早搏

（心）图5-10 连发房性早搏

四、房性早搏、交界性早搏和室性早搏大比拼

（一）共同点

1. 全都是篡夺窦房结的领导权、争当领导，故有"快速、主动、抢先"的含义。

2. 房性早搏、交界性早搏（包括窦房结本身）发放的指令支配心室时，经过房室结以后在希氏束、左右束支、浦肯野纤维上的传导过程以及使心室除极的过程全部与窦房结支配心室的过程一致。因此，产生的QRS波都是窄的。故房性早搏和交界性早搏统称为"室上性早搏"。

（二）不同点

1. 唯室性早搏是宽大、畸形的QRS波。

2. 切记！室上性早搏安全性较大，而室性早搏危险性较大。故临床上处理室性心律失常比处理室上性心律失常要积极、迅速得多！

原因如下：

（1）室性心律失常的电活动的不稳定性。

1）室性早搏点易使心室发展为室速、室扑和室颤，短时间内患者即可死亡；室性逸搏点因本身自律性差，随时可能"罢工"而使心跳停止，这在"缓慢型心律失常"章节中将进一步讨论。

2）室上性早搏点即便使心房发展为室上速、房扑、房颤，患者也不至于马上死亡；室上性逸搏点本身自律性较好，不会"说不干就不干"的。

（2）室性心律失常的心室机械活动的不稳定性（图5-8）。

室上性电指令：
使心室呈向心性收缩/舒张

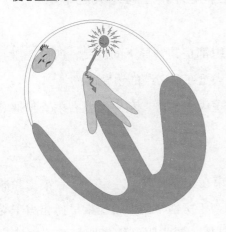
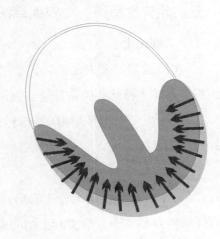

室性电指令：
使心室呈偏心性收缩/舒张

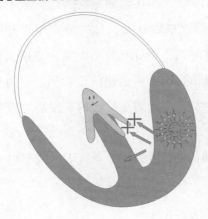
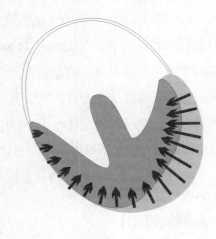

图5-8

1）室性激动，导致整个心室呈偏心性收缩或舒张。因室性电指令使心室除极时心电往往是从一侧心室到另一侧心室，那么心电之后的机械性收缩或舒张肯定也是从一侧心室到另一侧心室，与正常心脏的左右心室呈向心性收缩或舒张的状况不同，易造成血流动力学障碍。

2）室上性激动，哪怕是心动过速、房扑、房颤，虽然心室率可能不规整，但整个心室仍是呈向心性收缩或舒张的。因室上性电指令使心室除极时，心电自左右心室内膜向外膜方向除极，可以理解为从中心往两侧心室的外膜方向散开，那么心电之后的心室收缩和舒张仍是呈向心性的。

五、除房性早搏、交界性早搏和室性早搏外，还有无其他早搏

（一）理论上

1. 窦房结居"万人之上"，心脏其他组织都是其领导下的臣民，所以心脏其他组织，不外乎特殊心肌和普通心肌，都可以去抢夺窦房结的领导位置。

2. 理论上可有窦性早搏、结间束早搏、希氏束早搏、左束支或右束支早搏和浦肯野纤维早搏。

（二）实际上

1. 简单推理：结间束位于心房内，希氏束在交界区内，左束支、右束支和浦肯野纤维网在心室中，故实际上结间束早搏相当于房性早搏，希氏束早搏相当于交界性早搏，左束支或右束支早搏相当于室性早搏，浦肯野纤维早搏相当于室性早搏。因此我们说，早搏不外乎只有3大类，即房性早搏、交界性早搏和室性早搏。

2. 举一反三：①因窦房结也是由很多起搏细胞和其他细胞构成的，故不难理解窦性早搏的存在。②如异位起搏点发自左前或左后分支，称"分支型早搏"，实际上还是室性早搏。只是这种"分支型室性早搏"的QRS波不太宽，知道为什么吗？对！因为电指令发自特殊细胞，故电传导相当快，可迅速传至双侧心室内膜面的浦肯野纤维网，因此耗时少，故QRS波不会太宽。③如异位起搏点发自左束支或右束支，则与常见的室性早搏不易区别。

3. 顺便提个醒：还记得通常所见室性早搏的QRS波为什么会宽大、畸形吗？

【问题的提出】

1. 房性早搏的P'波是否可像窦P一样？

答：可以。当心房异己分子越接近窦房结，其发放指令使心房除极产生的P'波就越像窦P。若房性早搏提前不是很明显的话，此时单从心电图上不易与窦性心律不齐相区别。

2. 在心房底部靠近房室结附近的房性异位起搏点发放的指令，使整个心房除极产生的P'波是什么样的？

答：①发自那个部位的异位激动，就像喷泉一样使整个心房自下而上除极，

产生的心电向量向上，故在Ⅱ导联上P'波倒置，类似于逆行P'波（交界性早搏中提到过）。②同时电指令经房室交界区下传心室，使心室除极产生QRS波，故P'-R间期≥0.12s。这一点可与交界性早搏相区分。

3. 房性早搏未下传是什么机制？

答：①房性异己分子虽然控制了心房，但往往因为早搏提前太多或是房室结还未过不应期（房室结刚刚才兴奋过，需要休息足够的时间后才能再次应激！），所以房性的指令被房室结卡住，下传不到心室，称房性早搏未下传。②心电图上表现为提早的P'波后无QRS-T波群。从心脏机械活动的角度来看，房性早搏致心房提前收缩、舒张，但无心室搏动。临床上摸脉搏或听心音时发现在规整心跳中有一长间隙，并无提早搏动的感觉，因为单纯心房收缩是不能产生脉搏的，而且通常也听不到心房收缩产生的心音。想想看，是不是这么回事？这一点也支持我们不将"心电活动"与"机械活动"混为一谈。

4. 房性早搏伴差异性传导（简称"房早伴差传"）是怎么回事？

答：房性异己分子使心房除极产生P'波，下传到心室使心室除极产生宽QRS波群。这是本书中首次遇到室上性电指令使心室除极产生的QRS波不是"正常宽度的（窄的）、室上性的QRS波"。这与我们在前文中反复叙述的"经过房室结的电激动使心室除极产生的QRS波往往是正常宽度的（窄的）、室上性的"是否矛盾呢？应该说不矛盾。因为事物总是有普遍性和特殊性！有关机制将在第233页"室上性激动产生宽QRS波"一章中谈及。

5. 交界性早搏若能见到P'波，此P'波可否是直立的P'波？

答：基本上是不可能的。这是由心房肌除极的方向产生的"心电向量"所决定的。

6. 交界性早搏的特征中规定P'-R间期<0.12s的原因何在？有无P'-R间期>0.12s的交界性早搏？

答：此处P'R是重叠关系，不是先后顺序关系。当然，如果下传心室方向有传导阻滞存在，则P'-R间期>0.12s。此时，在普通心电图上无法与低位房性早搏区别。

7. 交界性早搏之心电图特征中规定R-P'间期<0.20s的原因何在？

答：不能将其理解为规定，这是总结无数资料得出的结果。其含义可能是：若所谓的R-P'间期>0.20s，P'波就可能不是房室结电指令逆传至心房所产生的。

8. 是不是所有的室性早搏均不能通过房室结逆传至心房？

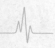

答：不是。在某些病例中可见到室性早搏通过房室结逆传至心房，使心房除极产生倒置的P'波。只是P'波常被宽大、畸形的QRS波掩盖从而见不到而已。想想看，这种情况下，是不是可能发生代偿间期不完全？

9. 怎样从心电图上判断室性早搏（其起搏点）来自左室还是右室？

答：室性早搏QRS波的形态呈右束支传导阻滞型，表明室性早搏来自左室；室性早搏QRS波的形态呈左束支传导阻滞型，表明室性早搏来自右室。千万不要死记硬背。当学到"束支传导阻滞"的内容时，你会恍然大悟，并发出感叹：原来如此容易！

10. 室性早搏的QRS波可不可以不增宽，而是比较正常的呢？

答：可以。发自室间隔的室性异位激动，使心室除极的过程有可能与正常室上性激动下传心室使心室除极的过程类似，因此产生的QRS波可以不增宽，而是比较正常的。

● 第三节

心动过速

心动过速实质上也是早搏（性质的），是连续3次或3次以上的早搏。

| 重 点 |

1. 从心电（图）角度而言，心动过速命名为"电激动过速"是否更为贴切？如前文所述，本书中有关心律失常的称谓仍沿用以往的名称。

2. 连续3次以上的早搏形成心动过速，故心动过速也是早搏（性质）的心律失常。

3. 因早搏不外乎为房性早搏、交界性早搏和室性早搏，故心动过速也不外乎为房性心动过速、交界性心动过速和室性心动过速3大类。因心电学的迅猛发展，3大类心动过速中包含了更为细致的亚类。

4. 室上性心动过速的频率往往为150~250次/min，而室性心动过速的频率往往为100~250次/min。

5. 房性心动过速和交界性心动过速一般为窄的QRS波，两者统称为室上性心动过速；室性心动过速通常为宽的QRS波。

6. 确定一份宽QRS波心动过速为室性心动过速的诊断要点是：房室分离、室性夺获波和室性融合波。

一、引言

（一）心动过速［（心）图5-11，（心）图5-12，（心）图5-13］的概念

1. 如果异己分子（房性、交界性和室性）抢在窦房结之前发放1次电指令便就此罢休的话，窦房结稍做修整（代偿间期）后即可维持原窦性心律，此次抢先的电激动称为单发性（孤立性）早搏；若连续2次以上发放电指令，则称为连发早搏；若期前激动连续3次或3次以上发放时，则形成"××心动过速"，也可将其视为"××心律"。

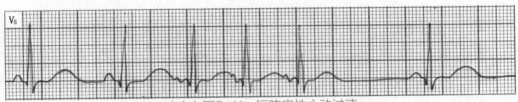

（心）图5-11 短阵房性心动过速

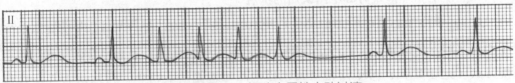

（心）图5-12 短阵交界性心动过速

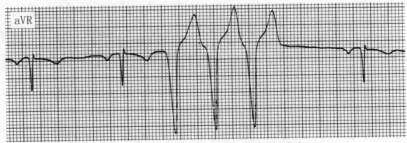

（心）图5-13 短阵室性心动过速

2. 本节讲述的心律失常是早搏性质的，此时心率往往较快。在"缓慢型心律失常"一章中将进一步讨论逸搏性质的、缓慢心率的心律失常。

3. 心动过速的频率（心率）为100~250次/min，原因如下：

（1）窦房结自律性通常为60~100次/min，最快可达150次/min，极少情况下可达180次/min。

（2）因此，一个异己分子（房性、交界性或室性）若想连续3次以上争夺对心脏的领导权，那么它的能力肯定要强过窦房结才行！否则就竞争不过窦房结，也就成不了以它为领导的心动过速（也称"××节律"），故心动过速的频率至少应大于100次/min，通常在150次/min以上。

（3）若某病例的窦房结频率最高只能达110次/min，那么异己分子（房性、交界性或室性）的频率只要超过110次/min，就可以形成心动过速了。

所谓"胜者为王、败者为寇"，说的就是这个理儿！

（二）临床特点

心动过速往往呈阵发性，可以持续数秒、数分钟或数小时，罕有持续数天的情况。异己分子最终可自行停止发放电指令，或者终被窦房结"战胜"，或者因使用抗心律失常药物而被抑制，致心动过速发作终止。

（三）电生理检查对心电图认知的扩展

1. 随着临床心脏电生理研究的广泛开展，对心动过速，特别是阵发性室上性心动过速的发生机制有了较为透彻的了解。按本书心脏从上至下"等级概念"的编排方式（这也是我们希望读者在阅读心电图时遵循的线路），目前认为阵发性室上性心动过速有5种类型：窦房（结）折返性（SNRT）、房内折返性（IART）、房性自律性增高型（AAT）、房室结（内）折返性（AVNRT）和房室折返性（AVRT）。这5种心动过速是既往"房性心动过速、交界性心动过速"的扩充，其中AVNRT和AVRT占90%左右，理解了这2种类型的心动过速，其他类型便容易理解了。

2. 室性心动过速（ventricular tachycardia，VT），简称室速。连续3个或3个以上起源于心室的综合波、频率>100次/min（周长<600ms）的心律失常可以诊断为室性心动过速。《2020室性心律失常中国专家共识》（2016共识升级版）将室性心动

过速分类如下：

（1）根据发作时的持续时间可分为2种。①持续性室速：室速持续时间≥30s，或虽<30s，但患者血流动力学不稳定需立即终止心动过速。②非持续性室速：室速持续时间<30s，心动过速自行终止。

（2）根据发作时QRS波的形态可分为3种。①单形性室速：室速时QRS波为同一种形态。②多形性室速：室速时QRS波形态变化或为多种形态。③双向性室速：室速时QRS波形态交替变化，常见于洋地黄中毒或儿茶酚胺敏感性多形性室速。

（3）束支折返性室速：室速折返涉及希氏束-浦肯野系统，通常心动过速显示左束支阻滞（LBBB）形态，常发生在心肌病患者中。

（4）无休止性室速：室速呈无休止性持续性发作达数小时，各种干预措施均不能终止。

（5）尖端扭转型室速：常与长Q-T间期有关，也可以发生在心动过缓如高度房室传导阻滞患者中，其长短间期顺序导致尖端扭转型室速，心动过速时心电图显示QRS波峰围绕等电位线扭转。

3. 根据临床心脏电生理研究，以电刺激可重复诱发和/或终止的心动过速，其发生多为折返机制所致，少数可能是触发机制；电刺激不能重复诱发或终止的心动过速，其发生是自律性增高所致。

上述第3条内容告诉你：患者主诉"心悸反复发作"，但又捕捉不到"心悸"发作时的心电图时，你想弄清楚该患者到底是否为"阵发性（折返型）室上性心动过速"发作，可嘱其去有条件的医院做心脏电生理检查（无创的食管心房调搏检查，或有创的心内电生理检查）。如果患者真的患有这种心律失常，即使是在不发作的情况下，使用电刺激也可反复诱发和/或终止心动过速，从而明确是哪一类型的心动过速。

让这种心律失常发作就发作、终止就终止，看看医生多有本事！

二、阵发性室上性心动过速

阵发性室上性心动过速（paroxysmal supraventricular tachycardia，PSVT），简称"阵发性室上速"。

房室结（内）折返性心动过速
（A-V nodal reentry tachycardia，AVNRT）

房室结存在功能性或者解剖学上纵行分离的两条甚至多条不同性能的传导径路，即慢径路和快径路。快径路传导速度快而不应期长，慢径路传导速度慢但不应期短，快、慢径路前后两端均相连，形成闭合的折返环，这为房室结（内）折返性心动过速（AVNRT）的发生提供了必备的条件。AVNRT分3种类型：慢-快型AVNRT最常见，快-慢型和慢-慢型AVNRT较为少见。人群中双径路存在的比例约为20%，但发生AVNRT的患者远低于20%，这是因为双径路电生理参数值需要恰好匹配并有适时早搏才能发生AVNRT，其发生机制详见后述。

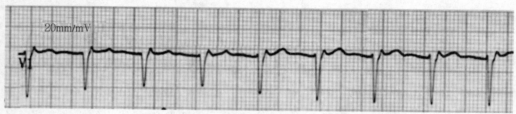

（心）图5-14　窄QRS波，快速型心律失常

（一）看图［（心）图5-14］步骤

1. 窄的QRS波：意味着"来自室上性的电指令引起心室除极"。→心电活动和机械活动均较稳定

2. 频率快：意味着"主动性、抢先、早搏、快速型"性质的心律失常。→有多种药物可选择

3. 胸有成竹：不打紧！不用着急！

（二）轻松分析，乐趣无穷

1. 兴奋性与传导性的区别。

（1）心肌细胞4大特点包括自律性、收缩性、传导性和兴奋性。

（2）通俗地说，自律性指当领导的能力，收缩性指干实际活儿的能力，传导性指心电在心肌上行走快慢的能力，而兴奋性指的是心肌再次应激的能力。

（3）看以下图例（图5-9，图5-10），你会明白心肌传导性与兴奋性的概念是不同的。

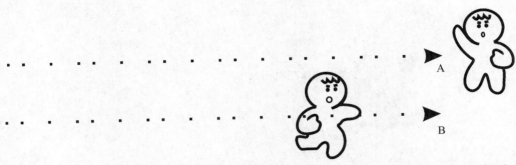

图5-9 A、B两位同学比赛跑400米，结果：A先到，速度快；B后到，速度慢。老师叫
A、B两同学再跑一次，出乎意料的是两位同学有不同的反应！

图5-10 A同学说：老师，让我休息5分钟吧，我才能接着跑！——再应激性差
B同学说：老师，没问题，我休息2分钟就能再跑了！——再应激性好

　　图例说明：A同学速度快，但再应激性差（休息时间长，不应期长）；
　　　　　　　B同学速度慢，但再应激性好（休息时间不长，不应期相对短）。

　　2. 房室结双径路（DAVNP）形成的解剖学和生理学基础。

　　（1）房室结内存在着解剖或功能性纵行分离的2条不同性能的传导径路，即慢
径路与快径路。

　　（2）快径路传导速度快而不应期长，慢径路传导速度慢而不应期短。如
图5-11所示，不应期分别假设为400ms和350ms。快径路传导快，兴奋一次后，要隔
400ms才能再兴奋；慢径路传导虽慢，但兴奋一次后，只要隔350ms就能再兴奋。还
记得前述两位同学赛跑的例子吗？说的就是这个理儿！

　　（3）双径路的近端和远端相连形成共同通路（图5-11中分别标有Pro、Dis
处），组成一个完整的"环路"。

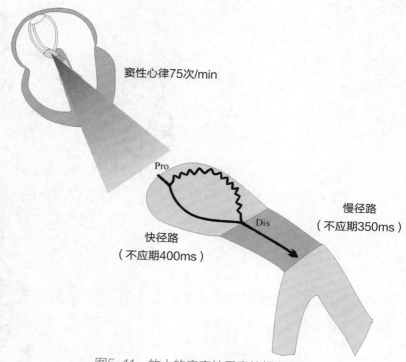

图5-11 放大的房室结示意快慢双径路

3. AVNRT发作的机制分解。

（1）若窦房结以75次/min的频率发放电指令，则表示窦房结每隔800ms便发放一次电指令。窦性的电指令传至双径房室结时，经过近端共同通道（Pro）后将兵分两路同时往心室方向下传：

路径1——沿快径路迅速传至远端共同通道（Dis），过希氏束后，再兵分两路进入左右束支去指挥心室，产生QRS波，此时P-R间期正常。

路径2（与路径1同步）——沿慢径路缓慢传至Dis处时，因此处刚被路径1的电指令兴奋过，处于不应期内，故不能通过，不能继续下传。

可见，每一次窦性激动经双径房室结下传时，实际的结果是经快径路将指令传到了心室，与只有一条径路的房室结无异，见图5-12。

罕见的情况：经慢径路下传的电指令"非常慢"，慢到足以避开远端共同通道、希氏束、左右束支的不应期而下传至心室，产生另一个QRS波。此时1次窦P后有2个QRS波，第2个QRS波很容易被误认为什么心律失常？对，交界性早搏！见（心）图5-15。

　　偶见的情况：窦性激动轮流经快、慢径路下传心室，导致P-R间期长短交替出现。此时容易被误认为什么心律失常？对，阵发性Ⅰ度房室传导阻滞！见（心）图5-16。

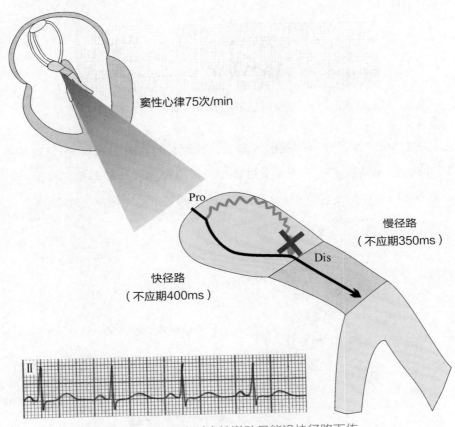

窦性心律75次/min

Pro

慢径路
（不应期350ms）

Dis

快径路
（不应期400ms）

图5-12　正常时窦性激动只能沿快径路下传

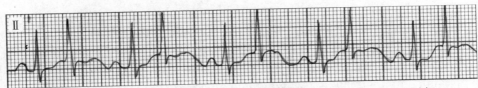

（心）图5-15　1次窦性激动经快、慢径路下传心室产生2个QRS波

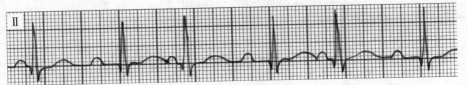

（心）图5-16　窦性激动轮流经快、慢径路下传心室，P-R间期长短交替

（2）假设有一提前间期（配对间期）为500ms的房性早搏抢夺窦房结的领导权，房性早搏下传至房室结双径时，此时慢径路、快径路都过了上一次窦性激动下传心室过程中造成的不应期，因此该房性早搏照样沿快径路下传，P'–R间期正常［见（心）图5-17］。

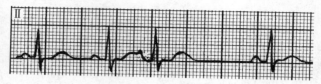

（心）图5-17　经快径路下传的房性早搏，P'-R间期正常

（3）假设另一个房性早搏提前太多了，其配对间期为300ms，虽然可使心房除极产生P'波，但在经房室结下传心室过程中，因慢径路、快径路都还没度过上一次窦性激动下传时产生的不应期，所以造成房性早搏未下传（图5-13）。

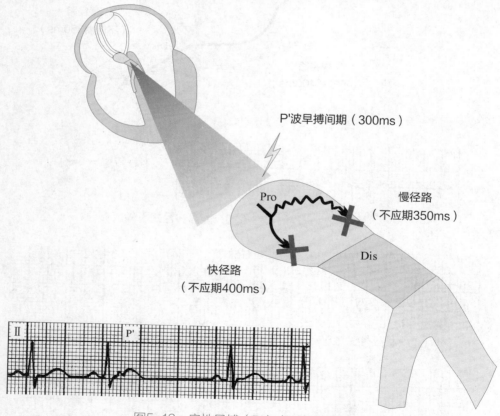

图5-13　房性早搏（P'）未下传示意图

（4）假设有一房性早搏其配对间期为380ms，此时则有可能诱发心动过速。

1）配对间期380ms的房性早搏，其电指令传入Pro处后，将兵分两路同时往心室方向下传：

路径1——电指令企图沿快径路下传。因快径路的不应期为400ms，显然该房性早搏是不能通过快径路下传的。

路径2（与路径1同步）——与此同时，电指令沿慢径路缓慢下传，因慢径路的不应期为350ms，故配对间期为380ms的房性早搏肯定能通过慢径路下传至Dis处，并有可能继续通过希氏束、左右束支下传至心室，使心室除极产生QRS波。此时，P'-R间期延长。

2）上述经慢径路下传的电指令到达Dis时，实际上也是兵分两路：路径1即为1）中继续下传心室的那一条路。路径2是电激动在Dis处折回快径路。若慢径路下传过程中慢到足以使快径路度过不应期（房性早搏虽不能通过快径路，但下传时造成了不应期），此折回快径路的电激动便可沿快径路逆传上去Pro处，继续向上逆传到心房，使心房除极产生P'波（图5-14，图5-15）。

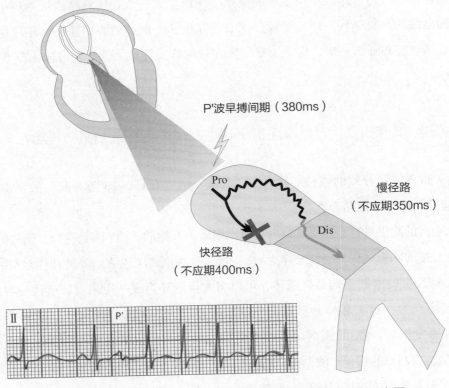

图5-14　房性早搏（P'）通过慢径路下传并诱发AVNRT示意图

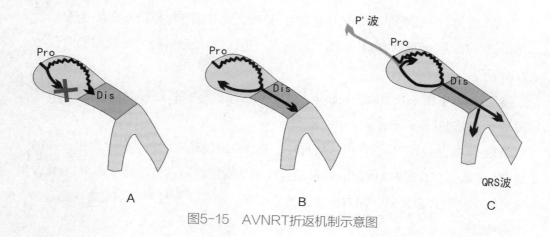

图5-15　AVNRT折返机制示意图

3）电激动逆传至Pro处时，仍然是兵分两路：路径1即为2）中继续上传至心房的那一条路。路径2是电激动在Pro处折回慢径路。若恰好慢径路度过了不应期，折回的电激动则再次沿慢径路下传，并有可能按照1）、2）中的套路继续不断地在此环路中行进，见图5-15。

这样，一次适时房性早搏发放的电指令便衍变成一个在房室结内折返环中不断循环的电激动，每循环一周，导致一次心室除极和一次逆行心房除极，相应地使心室、心房收缩和舒张一次，构成了有临床症状的阵发性室上性心动过速（AVNRT）的发作。

1次房性早搏的电指令 ——带来的结果→ 电指令不消失，在折返环路上循环，导致心动过速

4）折返机制导致的该种心律失常，其频率通常在150~180次/min，故窦房结暂时不能发放指令来控制心脏。

a.心房的除极是自心房底（靠近房室结附近）开始的，故P'波是逆行、倒置的。

b.心室的除极过程与窦性心律无异，因此，心室除极产生的QRS波往往是窄的。

c.AVNRT的解剖基础是折返环，可以将此折返环当成一点来看，就像交界性早搏（起搏点为一点）那样，所以房室的除极并非一定同步；实际上，这种类型的心动过速发作时，2/3的病例房室差不多同时除极，故只能看到窄的QRS波，而见不到P'波；仅1/3的病例P'波紧跟QRS波出现，貌似QRS波的一部分，例如V₁导联，AVNRT未发作时QRS波呈rS型，发作时呈rSr'型，r波即P'波的一部分，如（心）图5-18所示。

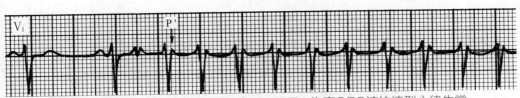

（心）图5-18 适时房性早搏诱发AVNRT，为窄QRS波快速型心律失常

（5）以上分解AVNRT发作的机制中，使用了"假设""可能""恰好"等诸多字眼，说明即使是存在房室结双径路，发作AVNRT还需要双径路各心电参数匹配、适时早搏才行。因此不难理解为什么正常人群中双径路房室结的发生率为20%，而实际AVNRT发生率却远没有这么高。

（6）AVNRT的心电图特征（慢-快型）见表5-1。

表5-1 AVNRT的心电图特征（慢-快型）

心电图特征	必要的解释
①适时房性早搏电刺激可诱发及终止AVNRT发作	①实验室可复制出AVNRT
②频率150～250次/min，多在200次/min以下	②频率通常比AVRT慢
③心动过速时心房与心室几乎同时激动，在2/3病例中P'波融入QRS波中而见不到P'波，仅1/3病例P'波紧随QRS波之后（R后P'），RP'/P'R<1，P'波在Ⅱ、Ⅲ、aVF导联倒置，P'波形态肯定不同于窦性P波，部分病例在V$_1$导联QRS波终末部有r波，实为P'波一部分	③折返环在房室结内，按电激动循环方向和顺序，似乎心房、心室除极有前后之分。不过电激动自Dis处折回至Pro（心房）处与自Dis处传至心室都有一段距离，故心房、心室极有可能同时除极
④诱发心动过速发作起始的房性早搏是经慢径路下传的，所以AVNRT第1个心搏的P'-R间期显著延长，即显示有双径路特征	④实验室中可复制出AVNRT发作最开始的情况。无房室结双径路为基础，通常不会发生AVNRT。
⑤颈动脉窦按摩（CSM）可终止心动过速	⑤兴奋迷走神经手法改变了折返环路的电生理特征
⑥伴有房室或室房传导阻滞使心房、心室频率不一致者可见	⑥折返环在房室结内，房室非折返环必需成分。故电激动上传心房或下传心室时均可发生阻滞

（7）室性早搏，甚至交界区早搏也可以诱发AVNRT。

对照本书中的心脏解剖简图和房室结双径路示意图，你自己比画看看。

（8）实际临床工作中，很难捕捉到心动过速发作开始的情况，患者来院就诊时记录到的心电图正是心动过速发作时的心电图，如（心）图5-19所示。所以本书推荐的分析心律失常的"4字法则"便显示出特有的简单明快的价值。

保持镇定，迅速做出正确处理，再仔细阅图，最终获得圆满答案。

一个全新的世界呈现在你面前：

你会觉得分析和处理心律失常是如此简单，让人充满成就感！

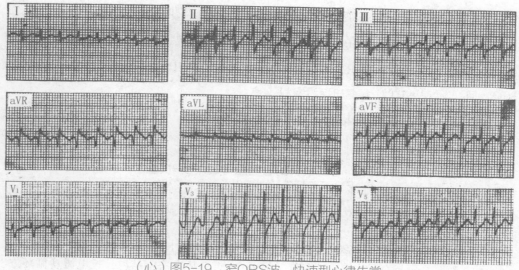

（心）图5-19　窄QRS波，快速型心律失常

房室折返性心动过速
（atrioventricular reentry tachycardia，AVRT）

如前所述，房室传导系统是正常人心房与心室之间心电惟一的联系。但有些人，除了正常房室传导系统外，在心房和心室之前还存在着其他心电传导路径，这常被称为旁路或旁道。这样一来，心房、正常房室传导系统、心室和房室旁路便形成了一个闭合的心电折返环，这为房室折返性心动过速（AVRT）的发生提供了"得天独厚"的"自然"条件。AVRT大体上分为2种类型：顺向型房室折返性心动过速（ortho-dromic atrioventricular reentrant tachycardia，OAVRT）和逆向型房室折返性心动过速（anti-dromic atrioventricular reentrant tachycardia，AAVRT）。前者也被称为前向型、前传型、顺传型AVRT，后者也被称为逆传型AVRT，其发生机制详见后续解释及本章第六节预激综合征（WPW综合征）。提醒读者注意："前向（前传）"和"逆向（逆传）"都是以心电在正常房室传导系统上传导的方向来叙述的。

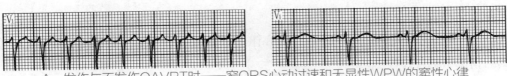

A. 发作与不发作OAVRT时——窄QRS心动过速和无显性WPW的窦性心律

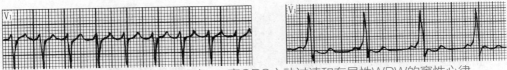

B. 发作与不发作OAVRT时——窄QRS心动过速和有显性WPW的窦性心律

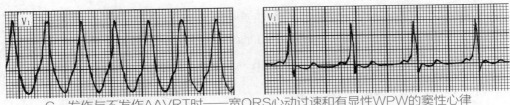

C. 发作与不发作AAVRT时——宽QRS心动过速和有显性WPW的窦性心律

（心）图5-20　房室折返性心动过速的几种类型

（一）看图［（心）图5-20］步骤

1. （心）图5-20A、B心动过速发作时均为窄QRS波、快速型心律失常。

（1）窄的QRS波：意味着"来自室上性的电指令引起心室除极"。→心电活动和机械活动均较稳定

（2）频率快：意味着"主动性、抢先、早搏、快速型"性质的心律失常。→有多种药物可选择

（3）胸有成竹：不打紧！不用着急！

（4）（心）图5-20A窦性心律时心电图为窄QRS波，不会引起阅图者惊慌；但（心）图5-20B窦性心律时心电图为宽QRS波，乍看起来，易使阅图者往室性激动方面考虑，提高警惕性！不过，仔细分析发现有预激综合征特点，因此（心）图5-20B窦性心律时的宽QRS波也是室上性激动所致，这时阅图者才松了一口气。这叫有惊无险！

2. （心）图5-20C心动过速发作与不发作（窦性心律）时的QRS波均为宽QRS波。

虽然都属室上性心律失常，但的确容易使阅图者往室性心律失常方面考虑。当短时间内鉴别不清到底是室上性抑或室性心律失常时，原则上将它们视为室性快速

型心律失常来处理。

3. 通过以上分析，你体会到阅读心律失常心电图的"宽、窄、快、慢" 4字法则的精髓了吗？

（二）轻松分析，乐趣无穷

1. 顺向型房室折返性心动过速（OAVRT）形成的解剖学和生理学基础。

（1）记不记得第一章是怎样描述"房室交界区（房室结）"的？

正常心脏，房室交界区（房室结）是心房与心室之间"电"的唯一的联系通道！

（2）但有少部分病例，房室之间除正常传导通路外，还有房室旁路（旁道、附加束、副束、kent束）、房结/房希旁路（James束）、房束旁路（Mahaim束）。最常见的是房室旁路（有左、右之分，见图5-16），详见"预激综合征"节。

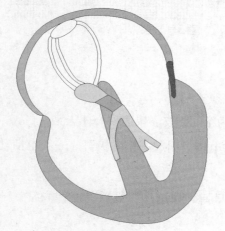
左侧房室旁路

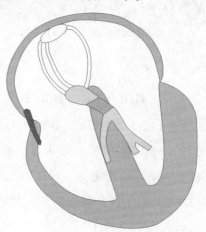
右侧房室旁路

图5-16　房室旁路（左侧、右侧）示意图

（3）根据旁路有无房室或室房方向的传导功能，有以下几种可能性（图5-17）：

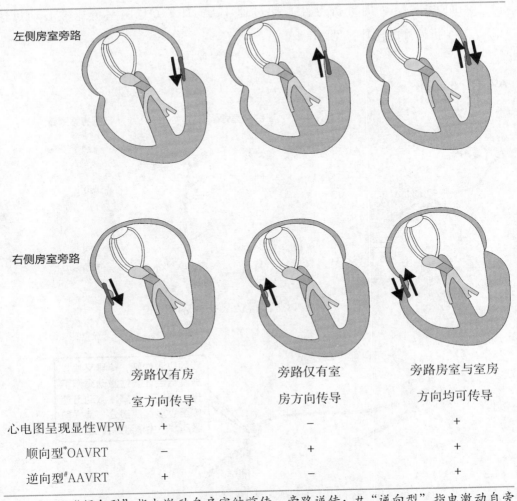

注：＊"顺向型"指电激动自房室结前传、旁路逆传；＃"逆向型"指电激动自旁路前传、房室结逆传；＋表示有可能；－表示不可能；如旁路仅有室房方向传导，心电图上不可能呈现显性预激综合征（WPW）。

图5-17 房室旁路传导方向的几种可能性

（4）这样，心房、房室传导系统、心室和旁路构成了一个"天然"的完整大环路。

因为旁路的心室端与心室中的心室肌和浦肯野纤维连在一起，所以参与左侧房室旁路的折返环由心房、房室交界区、左束支、浦肯野纤维、心室和旁路组成；参与右侧房室旁路的折返环由心房、房室交界区、右束支、浦肯野纤维、心室和旁路组成。

　　（5）房室结（内）折返性心动过速（AVNRT）与房室折返性心动过速（AVRT）折返环的比较，见图5-18。

AVNRT-小折返环

AVRT-大折返环

左侧房室旁路　　　　　　　右侧房室旁路

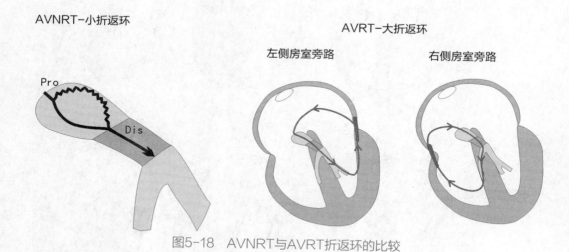

图5-18　AVNRT与AVRT折返环的比较

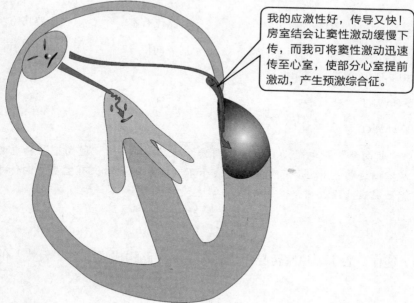

> 我的应激性好，传导又快！房室结会让窦性激动缓慢下传，而我可将窦性激动迅速传至心室，使部分心室提前激动，产生预激综合征。

图5-19　窦性激动从正常房室传导系统和房室旁路同时下传心室

　　（6）对于有前传功能的旁路，窦性激动从正常房室传导系统和房室旁路同时下传心室，在普通体表心电图上表现出预激综合征的典型特征［图5-19，（心）图5-21］。

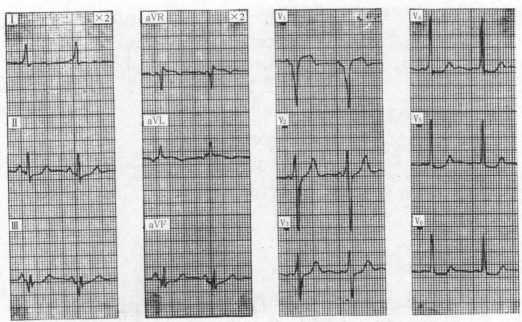

（心）图5-21　P-R间期短，δ波，QRS波增宽，继发性ST-T改变

2. OAVRT发作的机制分解——与AVNRT发作的机制非常相似。

（1）当某个适时房性早搏恰好落在旁路前传不应期时，该房早发放的电指令只能经房室结下传，通过房室交界区后，该电指令将兵分两路进入左右束支，最终将电指令扩布至浦肯野纤维网，产生正常宽度的（窄的）、室上性的QRS波——这个过程前文在叙述无预激综合征的窦性心律、房早等心律失常中已反复多次提及，相信读者已形成"条件反射"了。

值得注意的是，该适时房早导致心室除极产生的窄QRS波与窦性心律时预激宽QRS波形成明显对比（图5-20），这很好理解吧！

在显性预激综合征的病例中，并非所有房早都会产生窄QRS波。若非旁路不应期，房早的电指令将同时经房室结和旁路下传，产生预激宽QRS波。

（2）请注意：该适时房早的电指令在使心室肌除极的同时，也将沿浦肯野纤维及心室肌传至旁路的心室端，一旦旁路能再应激，则该电指令便沿旁路逆传至心房，使心房除极产生P'波。

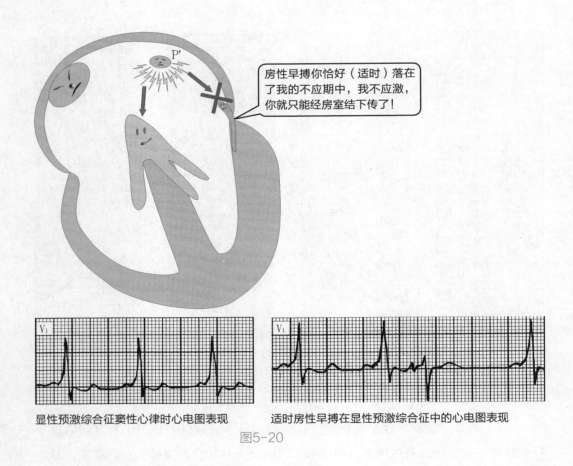

显性预激综合征窦性心律时心电图表现　　适时房性早搏在显性预激综合征中的心电图表现

图5-20

（3）在心房肌除极的同时，电指令又可沿房室结前（下）传，再经旁路逆传，如此反复便形成了顺向型房室折返性心动过速（OAVRT）［图5-18，（心）图5-22］。

1次房性早搏的电指令 —带来的结果→ 电指令不消失，在折返环路上循环，导致心动过速

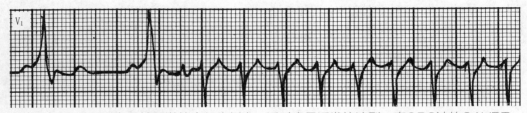

（心）图5-22　在显性预激综合征病例中，适时房早诱发快速型、窄QRS波的OAVRT

（4）与AVNRT一样，心动过速的发生和持续需要折返环路上各段组织电生理参数匹配才行，否则就不能发作或最终终止。

（5）与AVNRT不同的是：心房和心室是折返环的必需部分。按电激动在折返环中的行走方向和先后顺序，OAVRT发作时心房与心室肯定不会同时除极，即心电图上P'波与QRS波不会重叠。因心动过速的持续需要折返环上所有部分的参与，所以P'波与QRS波保持1∶1的关系，否则该型心动过速便不会存在。

问题是初学者分不清哪里是P'波，哪里是T波，仅能见到成串的、规整的QRS波群。那我们就从QRS波着手吧！因为我们知道QRS波代表心室除极，内含心室的机械性活动，知晓QRS波"宽、窄、快、慢"4个字的含义，也就懂得了心律失常诊治的真谛。这也正是本书极力推崇该分析方法的原因。

（6）如果旁路无前传功能，只有逆传功能，那么窦性心律状态下形成的是正常的P-QRS-T波群，是不会有显性预激综合征宽QRS波出现的。当房性早搏下传心室后，也可能逆旁路上传至心房，再前（下）传房室结，循环往复，导致OAVRT。

临床上，这种类型的心动过速相当常见，这表明只有逆传功能的旁路要比显性预激综合征者多得多！这种病例不发作心动过速时，普通心电图可以是完全正常的。

（7）室性早搏，甚至交界区早搏也可以诱发OAVRT。

照着本书中的心脏解剖简图与折返环路示意图，你自己比画看看，OAVRT是怎样发作的。

（8）临床实际工作中，往往捕捉不到心动过速发作最开始时的心电图，记录心动过速终止那一刻的心电图的机会也不大，我们通常能够看到的只是正在发作时的心电图［（心）图5-23］。你还记得曾见到的心动过速正在发作的那些病例的心电图是什么样子的吗？

对，是一连串分辨不清的P'波和T波，仅见到节律规整的窄QRS波，心室率>150次/min。记得老师以前这样讲过："阵发性室上性心动过速发作时的心电图表现为一连串规则的QRS波，可以不去理会P波和T波在哪里"。回想起来，当时老师的用意，恐怕就和现在推荐给大家的分析方法一样，希望大家能在短时间内掌握心律失常诊治的精髓。试想，即使我们不了解心动过速发作的复杂机制，只要按照本书推崇的分析心律失常的"4字法则"，是不是照样能做到胸有成竹、游刃有余？

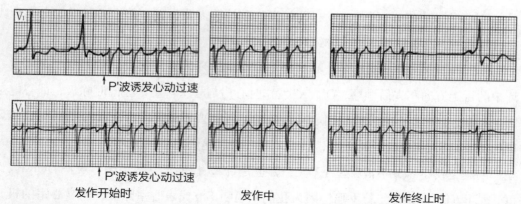

（心）图5-23 在有和无显性预激综合征病例中，适时房早诱发性质及表现相似的快速型、窄QRS波的OAVRT

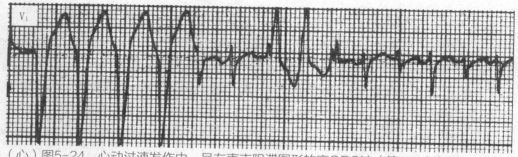

（心）图5-24 心动过速发作中，呈左束支阻滞图形的宽QRS波（第1~4个）其R-R间期比呈右束支阻滞图形的宽QRS波（第7~9个）或正常QRS波的R-R间期延长，且延长>30ms，后两种图形的R-R间期相等，表明是左侧房室旁路参与的OAVRT

3. OAVRT的心电图特征见表5-2。

表5-2　OAVRT的心电图特征

心电图特征	必要的解释
①适时房性早搏（或室性早搏）电刺激可诱发及终止OAVRT发作	①实验室可复制出OAVRT
②频率可高达200次/min或以上，常伴有QRS波电压交替现象	②R-R间期等距，但QRS波高矮间隔出现的现象称电压交替
③心动过速时心房与心室不可能同时激动，故P'波总在QRS波之后出现（R后P'），RP'/P'R<1，P'波在Ⅱ、Ⅲ、aVF导联上倒置，因此P'波形态肯定不同于窦性P波，少数为慢旁道参与的OAVRT者则可为R前P'	③善于观察者肯定能在规律成串的QRS波群中分辨出P'波及其位置和方向，其有R后P'之称
④诱发心动过速的房性早搏，其P'-R间期无突然延长现象，表明OAVRT无须房室结双径路参与	④非AVNRT发作，故无须房室结双径路作为心动过速发作的基础
⑤颈动脉窦按摩（CSM）可终止心动过速	⑤兴奋迷走神经手法改变了折返环路的电生理特征
⑥心房、心室、房室传导系统及旁路是构成折返环的必需部分，因此，心动过速发作时始终保持1∶1房室关系，如出现Ⅱ度以上房室传导阻滞，即有漏搏时则肯定可以排除OAVRT	⑥心动过速时P'波与QRS波群呈1∶1关系，否则就不是AVRT发作，而可能是其他心律失常
⑦心动过速发作起始时易出现功能性束支阻滞。如束支阻滞发生在旁路同侧，则R-R间期延长30ms以上；如束支阻滞发生在旁路对侧，则R-R间期不变［（心）图5-24］	⑦旁路同侧的束支发生功能性传导阻滞而心动过速继续时，因激动需沿着对侧束支传导，这样激动在折返环上循环一周耗时增加，因此呈束支阻滞图形的R-R间期比窄QRS波的R-R间期要长。旁路对侧的束支不是折返环的组成部分，当对侧束支发生功能性传导阻滞时，宽QRS波-S窄QRS波的R-R间期不变

4. 逆向型房室折返性心动过速（AAVRT）的表现

（1）发作机制与OAVRT相似。只是适时房早遇到的是房室结的不应期，房早的电指令只得从旁路下传心室，这样心室的除极与窦性心律时完全不同，造成QRS波明显增宽，见图5-21。与此同时，电指令沿房室结逆传至心房，使心房除极产生P'波，再沿旁路前传至心室，如此往返，构成AAVRT。

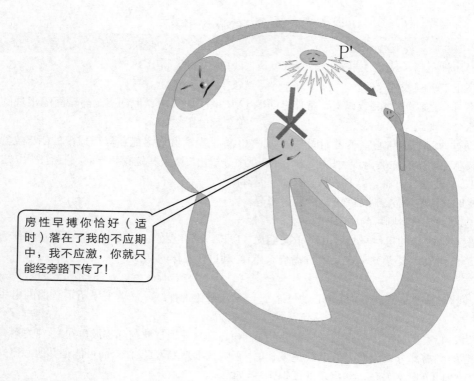

房性早搏你恰好（适时）落在了我的不应期中，我不应激，你就只能经旁路下传了！

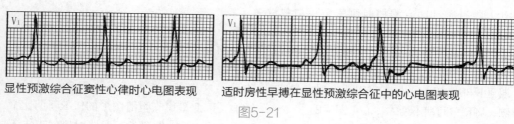

显性预激综合征窦性心律时心电图表现　　　　适时房性早搏在显性预激综合征中的心电图表现

图5-21

（2）AAVRT发作持续时间往往很短，之后便自行终止。因其心电图表现为宽QRS波心动过速，极易被误诊为室性心动过速，应注意鉴别诊断，见（心）图5-25。

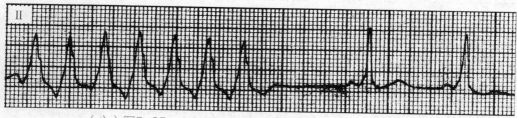

（心）图5-25　AAVRT发作时呈快速型、宽QRS波心动过速

（3）AAVRT的心电图特征。

1）适时电刺激可诱发及终止AAVRT发作。

2）频率150~240次/min，节律绝对整齐，QRS波宽大、畸形符合预激综合征的特征。

3）P'波在Ⅱ、Ⅲ、aVF导联上倒置，在QRS波之后较晚出现，为R后P'，R-P' / P'-R>1，因QRS波宽大、畸形，P'波不易辨认。

4）心动过速发作时也一定是1∶1的房室比例关系（室性心动过速时可见房室分离）。

5）颈动脉窦按摩（CSM）可终止心动过速。

5. 顺向、逆向、前传、逆传的概念。

（1）正常心脏的电激动方向是自心房往心室方向行进，称房室方向，反之则为室房方向。因此，房室结或旁路可以有房室方向的电传导，也可以有室房方向的电传导。

（2）"顺向型房室折返性心动过速"发作时，电激动自房室结前传（房室方向），旁路逆传（室房方向）。

（3）"逆向型房室折返性心动过速"指电激动自旁路前传（房室方向），房室结逆传（室房方向）。

房性自律性增高型心动过速
（automatic atrial tachycardia，AAT）

房性自律性增高型心动过速（AAT），简称"自律性房速"，是指心房内异位起搏点自律性增高，发放激动的频率加快所引起的心动过速。其多见于成年有器质性心脏病的患者。临床表现的严重程度除与患者基础心脏病和其心功能状态相关以外，还与房性心动过速发生时心室率的快慢和持续时间的长短有关。

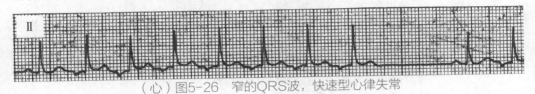

（心）图5-26　窄的QRS波，快速型心律失常

（一）看图［（心）图5-26］步骤

1. 窄的QRS波：意味着"来自室上性的电指令引起心室除极（过电）"。→心电活动和机械活动均较稳定

2. 快频QRS波：意味着"主动性、抢先、早搏、快速型"性质。→有多种药物可选择

3. 胸有成竹：不打紧！不用着急！

（二）轻松分析，乐趣无穷（图5-22）

1. 连续3次以上的房性期前激动被称为房性自律性增高型心动过速。

2. 看看房性早搏是怎样支配心脏的，你就会知道房性心动过速（简称"房速"）是怎样统治心脏的了。

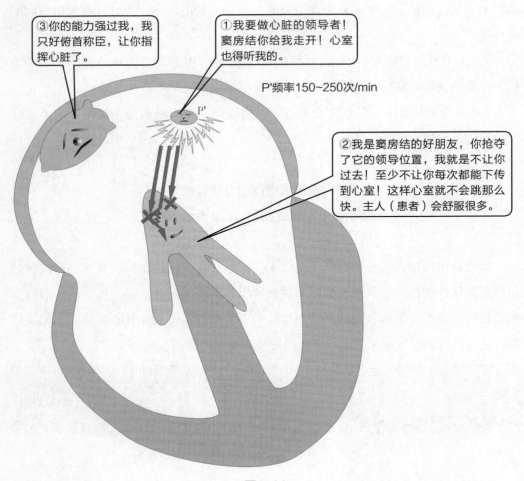

图5-22

3. 房速发生时，说明房性异己分子的能力强过（频率超过）窦房结，因此心房乃至整个心脏均听命于该房性异己分子的领导，构成了快速型房性心动过速［也称为（快速型）房性心律］。此时窦房结被"干"掉了，暂时不能支配心脏。

4. 房性异己分子每使心房除极1次便产生1个P'波，实际上它每次都想去支配心室。要支配心室，必须通过房室结。因此，在大多数情况下，心室除极产生的QRS波是正常宽度的（窄的）和室上性的［（心）图5-27］。

5. 房室结属特殊纤维，具有"延缓""关卡"等效应。若房速时心房除极频率过快，房室结会卡掉一些房速的电指令，不让其下传心室，以保证心室除极和收缩/舒张（机械活动）频率不会太快。还记得房室结能让多少次电指令下传心室吗？对，能让大约≤200次/min的电指令下传心室，请复习第一章！

6. 引起快速型房速的房性异己分子（超搏点）相对固定在某一点，故房速发作中P'波的形态与平时单发房早及房速第一个P'波的形态一致。又由于房性异己分子自律性增高，所以房速开始时频率有逐渐增快趋势［P'-P'间期渐短，谓之warm up（"温醒"）现象，是包括窦房结等特殊心肌及病态普通心肌在内的所有自律性细胞具有的共同特征］，快到一定频率时便趋于稳定（P'-P'间期等距）［（心）图5-27］。

7. 单纯就房速的定义而言，其指的是心房除极（心电活动）和收缩／舒张（机械活动）频率快达150~250次/min，与室率快慢无关。但：

> 作为临床工作者，我们关注的重点不是在心房，而是在心室！
> 从临床实际出发，任何心律失常，无论心房有无电活动与机械活动，
> 只要将心室率（电活动与机械活动）维持在一合适水平，
> 就可让患者活得潇洒，活得自在！

8. 靠近窦房结附近的房性异己分子造成的房速，当频率不太快时，心电图表现类似窦性心动过速。

9. 迷走神经支配窦房结、房室结，通常并不支配心房或心室。因此，颈动脉窦按摩（carotid sinus massage，CSM）是不能终止房速发作的。但兴奋迷走神经有以下作用：

（1）可减慢窦房结自律性——更有利于房性异己分子抢夺领导权。不过无所谓，因心房活动的有无对患者不构成太大威胁。

（2）可减慢房室传导，使房室传导功能变得更差一些。这样，下传心室的电指令减少，心室率减慢，有利于减轻或缓解临床症状。

10. 心电图特征：

（1）适时的房早电刺激不能诱发及终止AAT发作。

（2）频率<250次/min，一般为100~180次/min。

（3）P'波出现在QRS波之前（R前P'），R-P'/P'-R>1，也可见R后P'的房速，心动过速起始P'波形态与窦性P波不同而与心动过速期间的P'波形态相同，心动过速间歇往往可见房性早搏且其P'波形态与心动过速时P'波形态一致。

（4）心动过速开始时有频率加速现象，即"温醒"现象，但心动过速持续时频率一般不改变。

（5）CSM不能终止心动过速。

（6）可合并房室传导阻滞使心室率慢于心房率，但房性心动过速不终止[（心）图5-28]。

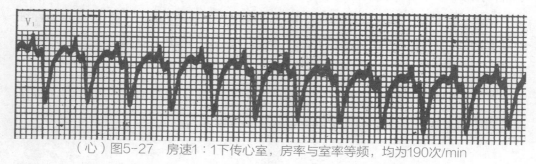

（心）图5-27　房速1∶1下传心室，房率与室率等频，均为190次/min

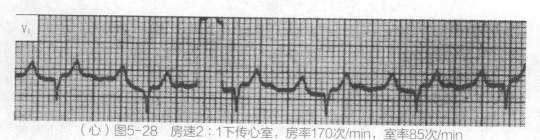

（心）图5-28　房速2∶1下传心室，房率170次/min，室率85次/min

房内折返性心动过速

（intra-atrial reentry tachycardia，IART）

房内折返性心动过速（IART），简称"折返性房速"，是指由折返机制引起的一种房性心动过速。其多见于器质性心脏病的患者，尤其是心脏外科手术后的患者。同样，IART的临床表现的严重程度除与患者基础心脏病和其心功能状态相关以外，还与房性心动过速发生时心室率的快慢和持续时间的长短有关。

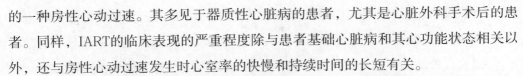
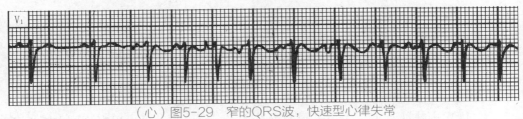

（心）图5-29　窄的QRS波，快速型心律失常

（一）看图［（心）图5-29］步骤

1. 窄的QRS波：意味着"来自室上性的电指令引起心室除极（过电）"。→心电活动和机械活动均较稳定

2. 快频QRS波：意味着"主动性、抢先、早搏、快速型"性质。→有多种药物可选择

3. 胸有成竹：不打紧！不用着急！

（二）轻松分析，乐趣无穷

1. 心房肌由成千上万的心肌细胞构成。当某些心房肌的电生理特征改变时，可以在心房内形成多个折返环路（图5-23）。注意：形成AVNRT和AVRT发作基础的折返环路是相对固定的。

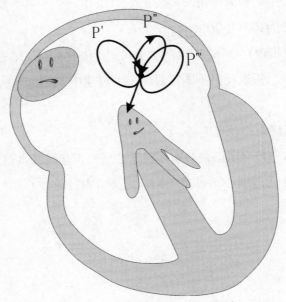

图5-23　心房内的多个折返环路

2. 在使心房除极（过电）的过程中，1次房性早搏，甚至1次窦性激动产生的电指令，极有可能进入房内折返环中，从而使电激动得以在折返环中循环。电激动每循环1次，即向整个心房肌发放1次指令，使心房除极产生P'波，循环3次以上则构成房内折返性心动过速。这样，窦房结便暂时失去了领导权！

1次房性早搏或窦性电指令 —带来的结果→ 电激动不消失，在心房内折返环路上循环，导致房性心动过速

3. 因房内往往有多个大小不同的折返环路，而电激动又可以在不同的折返环路上行走，所以，IART发作时P'波的形态及频率（P'-P'间期）往往是不一致的，除非是在固定的房内折返环中循环。

4. 电激动在折返环路上循环1次，便使心房除极（过电）1次，产生P'波、P''波、P'''波……，实际上每个P'波、P''波、P'''波……都试图下传心室。要支配心室，必须通过房室结。通过房室结的激动使心室除极产生的QRS波在大多数情况下是正常宽度的（窄的）、室上性的。

5. 其他特点有很多与"房性自律性增高型心动过速"类似，如折返环路靠近窦房结则房性心动过速貌似窦性心动过速，房室结在房速时的关卡效应、房速对CSM的反应、临床上对房速发作时心室率的重视程度等，此处不再赘述。

6. 心电图特征：

（1）适时的房早电刺激可诱发及终止IART发作。

（2）频率一般为100~150次/min。

（3）多见P'波出现在QRS波之前（R前P'），R-P'/P'-R>1，少见R后P'，P'波形态与窦性P波不同，当折返环路不固定时，心动过速中P'波形态不一致且频率可能不一致。

（4）CSM不能终止心动过速。

（5）可合并房室传导阻滞使心室率慢于心房率但房性心动过速不终止。

7. 房性自律性增高型心动过速（AAT）与房内折返性心动过速（IART）大比拼（表5-3）。

表5-3　AAT与IART的异同

项目	AAT	IART
发生机制	自律性增高	折返机制
电刺激可重复诱发或终止	−	+
发作时P'波形态	一致	可不一致
"温醒"现象	有	无
频率（P'-P'间期）可变性	−	+
CSM终止发作	−	−
P'波与窦性P波形态	一般不一致	一般不一致
合并房室传导阻滞	可以	可以
心室率	规则或不规则	规则或不规则

—— *窦房（结）折返性心动过速* ——

（ sinoatrial reentry tachycardia，SNRT ）

窦房（结）折返性心动过速（SNRT），也称折返性窦性心动过速，是指折返激动发生在窦房结内及其毗邻的心房组织之间，多见于成人，尤其是60岁以上窦房结有病变的男性患者。总体来说，SNRT较为少见。

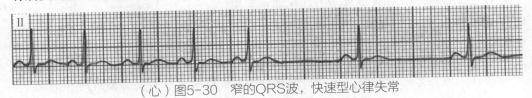

（心）图5-30　窄的QRS波，快速型心律失常

（一）看图［（心）图5-30］步骤

1. 窄的QRS波：意味着"来自室上性的电指令引起心室除极（过电）"。→心电活动和机械活动均较稳定

2. 快频QRS波：意味着"主动性、抢先、早搏、快速型"性质。→有多种药物可选择

3. 胸有成竹：不打紧！不用着急！

4. 该份心电图可见到P$_{II}$直立，与窦性心动过速相似。

（二）轻松分析，乐趣无穷

1. 窦房结与心房肌交界，偶尔这2种不同的心肌组织之间因电生理特征的差异而形成折返环路，电激动就在此环路上循环，导致心动过速。折返环也可以就在窦房结中。显然，因这种环路位置的特殊性，所以心动过速发作时的心电图表现完全就是窦性心动过速。

2. 窦房结折返性心动过速的发作呈突发突止的临床特点，而通常的窦性心动过速则是渐增渐慢。该种类型的室上速最少见，在5种类型中只占1%左右。

3. 发作机制与房内折返性心动过速类似，只是折返环的位置更高。

4. 理论上可以合并有房室比例不一致现象，而实际上罕见。

5. 心电图特征：

（1）适时房性早搏可诱发及终止SNRT发作。

（2）频率多为100~150次/min。

（3）P'波多在QRS波之前（R前P'），R-P'/P'-R>1，P'波形态与窦性P波相似。

（4）诱发心动过速的房性早搏的联律间期与原存在的窦性早搏联律间期相等，而心动过速终止后的间歇等于或略长于窦性周期。

（5）CSM可终止心动过速。

（6）可合并房室传导阻滞而心动过速仍然存在，只是室率减慢。

6. 现在再回过头去看本章第一节"快速型窦性心律失常"中涉及的"窦房结折返性心动过速"，你会觉得理解起来非常简单。

再次重申：

按本书推荐的学习方法，从解剖到各论，都是遵循"从上至下"的线路，如早搏按房性早搏、交界性早搏和室性早搏这种排列顺序阅读，将更容易理解和记忆。

心动过速若按房速、交界性心动过速、室速这种顺序排列同样也会更加易懂易记，只是AVNRT和AVRT最为常见，又较为复杂，所以编者稍改动了一下顺序。

现在让你"从上至下"复述一遍室上速的内容，

说出各型室上速的主要特点，

能做到吗？试试看！

三、室性心动过速

室性心动过速（ventricular tachycardia，VT），简称"室速"，是指发生在希氏束分叉以下的束支、心肌传导纤维或心室肌的快速性心律失常，连续发生3个或3个以上，频率超过100次/min。根据室速发作时的宽QRS波形态，将室速分为单形性室速和多形性室速，前者再结合室速发作持续时间或发作时有无血流动力学障碍，进一步分为非持续性室速（nonsustained ventricular tachycardia，NSVT）和持续性单形性室速（sustained monomorphic ventricular tachycardia，SMVT）。室速分类方法较多，从多角度进行分类，各有不同的特点和作用，建议参读本节引言部分"电生理检查对心电图认知的扩展"中的相关内容。因为室速的异位激动点主要起源于心室，频率快，可在短时间内造成血流动力学状态恶化，转变为室扑、室颤，导致心源性猝死。因此，临床面对室速时必须高度重视，并积极治疗。

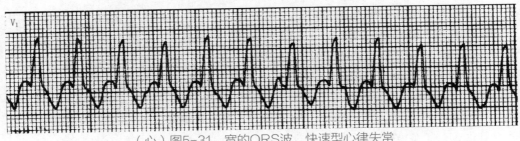

（心）图5-31　宽的QRS波，快速型心律失常

（一）看图［（心）图5-31］步骤

1. 宽的QRS波：意味着"来自室性的电指令引起心室除极（过电）"。→心电活动和机械活动均不稳定

2. 快频QRS波：意味着"主动性、抢先、早搏、快速型"性质。→有多种药物可选择

3. 胸有成竹：无论从思想上，还是从行动（治疗）上都应积极得多！因这种心律失常本身较危险，而且可能转变成更为恶性的心律失常。

（二）轻松分析，乐趣无穷（图5-24，图5-25）

1. 连续3次以上的室性期前激动被称为室性心动过速[（心）图5-32]。

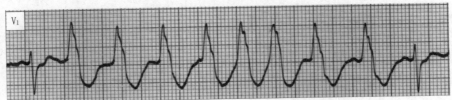

（心）图5-32　短阵室性心动过速，室率约140次/min

2. 看看室性早搏是怎样支配心脏的，你就会知道室速是怎样统治心脏的了。

3. 当室速发生时，说明室性异己分子的能力强过（频率超过）窦房结，至少心室必须听从该室性异己分子的领导，形成快速型室性心动过速（也可理解成快速型室性心律）。

4. 室性异己分子每使心室除极一次便产生一个宽大畸形的QRS波。实际上它每次都想去支配心房，也想去"击倒"窦房结。只是要实现这些目标，它必须从房室结逆传上去。这一过程犹如"逆水行舟"，往往是不会成功的。

5. 室速发作时，既然室性异己分子无法控制心房，也就无法"赶走"窦房结，此时心房仍由窦房结控制，依旧产生P波，**房室分离**［（心）图5-33］便因此而产生：心房由窦房结控制，心室由室性异己分子控制，且下位（心室）起搏点的能力强过上位（窦房结）起搏点的能力，各自为政，室率高（快）于房率。

6. 当室速发作时，作为top leader（最高领导）的窦房结肯定不想失去其统帅整个心脏的地位。它的每一次指令（窦性P波）都是为夺回原本属于它控制的心室。一旦某一指令经房室结下传心室并使整个心室除极，则在成串宽大、畸形的QRS波群中见到一个窄的QRS波，**此为心室夺获波**［（心）图5-34］。如果窦房结指令下传心室时刚好室性异己分子也指挥心室肌除极，那么此指令将与室性异己分子共同指挥这一次整个心室的除极过程，由此产生的QRS波既不完全像室速的宽QRS波，也不完全像正常的QRS波，而是介于两者之间的一种QRS波群，名为**室性融合波**［（心）图5-35］。

房室分离、心室夺获波、室性融合波是室性心动过速最具特征性的标志

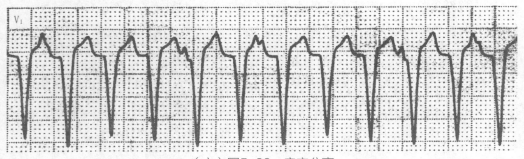

（心）图5-33　房室分离

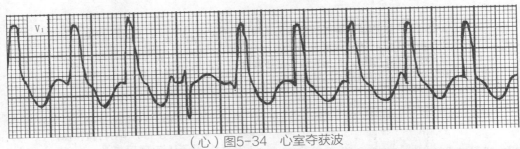

（心）图5-34 心室夺获波

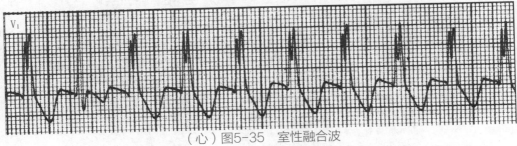

（心）图5-35 室性融合波

7. 室速的频率越快，越不容易发生夺获波和融合波。原因是室性异己分子的自律性太高，窦房结"吃不住它"，而且QRS波越宽大、畸形，越容易掩盖P波。

8. 在发生机制方面，室速也可以是心室肌病变形成室内折返环，或者浦肯野纤维网内折返，或者束支间折返，或者以上组织的自律性增高所致。这些室速中的部分种类也可以用电刺激重复诱发和/或终止。此处不再赘述，发生机制可参考"房内折返性心动过速"和"房性自律性增高型心动过速"相关内容。

9. 心电图特征：

（1）房室分离。

（2）心室夺获波和室性融合波。

（3）QRS波>0.14s。

（4）电轴显著左偏（-30°以上）或显著右偏。

（5）V_1或V_6导联QRS波形态：单相或双相波多为室速，而三相波多为室上速伴差异性传导。

以上心电图特征中（1）（2）特异性近100%而敏感性仅为20%左右；（3）（4）（5）在鉴别室速与室上速时有重叠之处，对诊断室速无特异性。

10. 室速与室早一样，心电活动和机械活动都不稳定。

所以，室速是必须紧急处理的心律失常

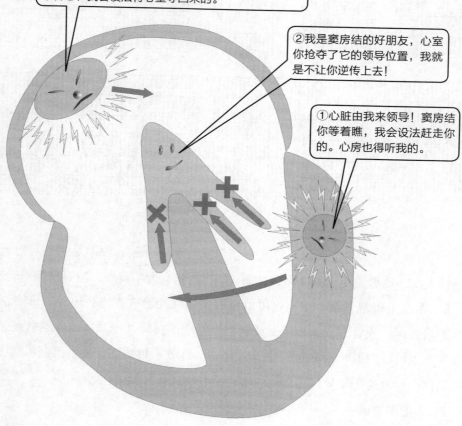

图5-24

11. 学习至此，我们已形成的反应模式是：见到宽QRS波，先认定是心室源性的。但仅凭宽QRS波就确诊为室速，如果是考试答题，肯定不及格！

——为什么呢？不是说"见宽即室"吗？因为我们将会进一步学到：室上速和预激综合征也可出现宽QRS波。

如果你是临床医生，遇到宽QRS波心动过速时可以立即当它是室速来处理！但要确诊这份宽QRS波心动过速是室速，必须找到房室分离、心室夺获波和室性融合波。

——那多难找呀！不是说出现率（敏感性）只有20%吗？对！的确有难度。

12. 据统计，100份室性心动过速的心电图中，只有约20份能找到房室分离、心室夺获波或室性融合波这3条能确诊室速的特征性标志。

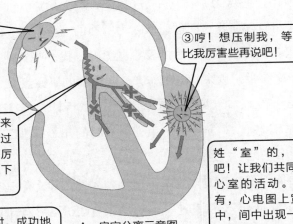

A. 房室分离示意图

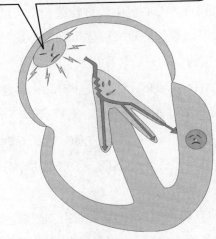

B. 心室夺获波形成示意图

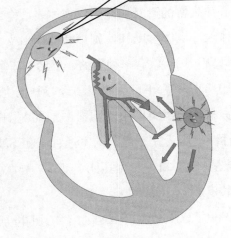

C. 室性融合波形成示意图

图5-25

又据统计，100份宽QRS波心动过速的心电图中，80份是室速，10份是室上速伴束支阻滞或差异性传导，10份是预激综合征参与的心动过速。

我们推崇分析心律失常的"4字法则"，与

"见宽QRS波心动过速，首先考虑为室速，按室速处理"异曲同工。

这是因为室速危险性大！

这叫作：宁枉勿纵。

如今仍普遍认为，"房室分离、心室夺获波和心室融合波"三者中的任何一条，都是将宽QRS波心动过速诊断为室速的"金标准"。因其出现率低，所以如何从一份宽QRS波心动过速的体表心电图中寻找一些其他有利于诊断室速的线索，便成了近半个多世纪以来心电工作者从未中断的研究焦点。

　　Sandler和Marriott两位学者分别于1965年和1972年首次提出了体表心电图诊断宽QRS波心动过速"V_1导联类右束支阻滞时的几个标准"和"V_1导联类左束支阻滞时的1个新标准"，主要依据V_1导联结合V_6导联上宽QRS波形态进行判读：单相或双相波多为室速，而三相波多为室上速伴差异性传导；但是某些病例同一份心电图上V_1导联宽QRS波形态支持室速，而V_6导联宽QRS波形态却支持室上速伴差异性传导，反之表现也存在，这种矛盾现象令阅图者感到困惑。随着20世纪60年代后期临床心脏电生理学的诞生，以及70年代初期程控电刺激和腔内心电图记录相结合技术的开展，心律失常的诊断从此由单纯体表心电图时代进入与心脏电生理检查相结合的时代，体表心电图诊断和鉴别诊断宽QRS波心动过速参数的效能可以得到更准确的印证，每隔3~10年就有一种新的、以诊断流程形式的鉴别方法被提出。

　　1978年，Wellens等收集了经心脏电生理检查确诊的85例室上速和100例室速的病例资料，对呈类右束支阻滞图形的宽QRS波心动过速进行分析，若符合以下4条诊断标准，则为左室起源的室速：①QRS波时限>140ms。②电轴左偏。③V_1导联，QRS波呈RS或RSr（左兔耳征）型；V_6导联，QRS波呈rS型或QS型。④出现房室分离及心室夺获波。

　　1988年，Kindwall等收集了经心脏电生理检查确诊的118例呈类左束支阻滞图形的宽QRS波心动过速的病例资料，若符合以下5条诊断标准，则为右室起源的室速：①V_1、V_2导联的r波时限>30ms；②V_1、V_2导联S波降支有切迹；③V_1、V_2导联的rS间期>60ms；④V_6导联有q波或Q波；⑤QRS波时限≥160ms。

　　13. 1991年，Brugada等提出了问答—分步式诊断室速的体表心电图流程。

　　第1步，V_1~V_6导联有无呈RS（Rs、rS、RS）型的QRS波？——"全无"为室速，有任一导联呈RS型即进入第2步。

　　第2步，是否有任一RS间期（从R波起点至S波波谷）（图5-26）大于100ms？——"有"为室速，"无"即进入第3步。

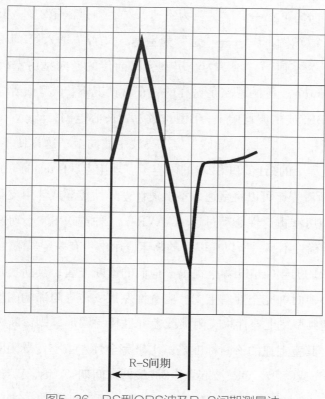

图5-26　RS型QRS波及R-S间期测量法

第3步，有无房室分离？——"有"为室速，"无"即进入第4步。

第4步，V_1~V_2及V_6导联QRS波形态是否同时符合以下标准：①QRS波呈右束支阻滞图形者：V_1~V_2单相或双相，呈R或QR（qR）或RS（Rs）型，且V_6无R波或仅有r波，即R/S<1，呈QS或QR（qR）型。②QRS波呈左束支阻滞图形者：V_1~V_2R波宽>30ms或R-S间期>60ms且V_6呈QR或QS型——"是"为室速，否则为室上速伴差异性传导。

按Brugada等的流程分析到第4步时，已将宽QRS波心动过速确诊为室速抑或室上速伴差异性传导。该标准诊断室速的敏感性达98.7%，而特异性为96.5%。但需注意：该标准不适合于经房室旁路前传的逆向型房室折返性心动过速（AAVRT），如用该标准时几乎将这些病例全误判为室速。

也正因为如此，对于采用Brugada等的诊断流程排除了室上速伴差异性传导从而拟诊为室速的病例，1994年Antunes等提出了除外经房室旁路前传的逆向型房室折返性心动过速（AAVRT）的问答一分步式3步骤诊断流程：第1步，V_4~V_6导联QRS波主波方向向下？——"是"为室速，"否"进入第2步；第2步，V$_2$~V$_6$导联出现1个或多个QR图形？——"是"为室速，"否"进入第3步；第3步，房室分离——"是"为室速，"否"为经房室旁路前传的逆向型房室折返性心动过速（AAVRT）。Antunes等的思路是这样的：正常情况下，A型预激综合征心电图，V$_1$~V$_6$导联上宽QRS波主波均向上；B型预激综合征心电图，V$_1$~V$_2$（V$_3$）导联上宽QRS波主波向下、V$_3$（V$_4$）~V$_6$导联上宽QRS波主波向上；这样便不难理解Antunes等所提出诊断流程中的第1步和第2步的内容了。理论上，Brugada等的诊断流程结合Antunes等的诊断流程，可以将室速、室上速伴差异性传导或伴束支阻滞和预激综合征参与的逆向型房室折返性心动过速（AAVRT）3种宽QRS波心动过速的病例鉴别诊断出来，因准确性不高，所以在以后的临床应用中仍有一定局限性。

同一时期，1994年Griffith等也提出了他们的诊断方法，其前提是：阅图者必须对典型（窦性心律时）完全性右束支、完全性左束支传导阻滞的图形记得很清楚。如果宽QRS波呈典型室上速伴束支阻滞或差异性传导图形，则诊断为室上速，否则便诊断为室速。其室上速的诊断标准是：①呈完全性左束支传导阻滞图形时，V$_1$或V$_2$导联QRS波呈rS或QS型，QRS波起点至S波最低点间期<70ms，V$_6$导联QRS波呈R型且无Q波；②呈完全性右束支传导阻滞图形时，V$_1$导联QRS波呈rSR'型，V$_6$导联QRS波呈RS型且R/S >1。其最终结果是：诊断室上速的敏感性为90%、特异性为67%，这并不奇怪，因为分支型室速往往呈典型室上速伴束支阻滞或差异性传导图形。

14. 2007年，Vereckei等提出新4步法流程图以鉴别诊断宽QRS波心动过速，可以称之为Vereckei新4步法。

具体方法：①如果有房室分离存在，诊断为室速，分析终止；②如果aVR导联起始波出现R波，诊断为室速，分析终止；③如果宽QRS波心动过速不是束支阻滞或者分支阻滞，诊断为室速，分析终止；④通过测量心电图上同一双相或多相QRS波群的起始40ms（Vi）和终末40ms（Vt）的电压变化，计算起始（Vi）和终末（Vt）室壁激动速率比（Vi/Vt）来获得QRS波群的起始和终末缓慢传导指数；若Vi/Vt≤1，诊断为室速，Vi/Vt>1诊断为室上速。此4步法测试准确度优于整体Brugada等的方法（90.3%vs84.8%，P<0.01）。

Vereckei新4步法的中心思想是这样的：当发生束支阻滞或差异性传导时，心室最早开始除极的部分仍然是由室上性激动沿未阻滞的束支下传至心室中浦肯野纤维网，促使心室除极，所以传导速度很快，形成心电图上单位时间内高幅度的R波上升支（或QS波下降支），而除极结束前的部分则是心电在普通心肌中扩布的结果，所以形成心电图上单位时间内低幅度的R波下降支（或QS波上升支），故Vi/Vt>1。相反，室速发生时，心室最早开始的除极是通过传导速度较慢的普通心室肌的传导进行的，形成心电图上单位时间内低幅度的R波上升支（或QS波下降支），而当心室除极到达希氏束-浦肯野纤维系统，其激动传导速度则较快，因此Vi/Vt<1。

15. 2008年，Vereckei等再次提出单用aVR导联鉴别宽QRS波心动过速的最新4步诊断法，具有简单、易记、省时、准确性高的特点。

具体方法：①如果宽QRS波群起始为R波，诊断为室速；②如果宽QRS波群起始为r波或q波，其时限>0.04s，诊断为室速；③宽QRS波群呈QS型，且前支有顿挫，诊断为室速；④如果Vi/Vt≤1，诊断为室速。否则为室上速伴束支阻滞或差异性传导。

16. 2010年，Luis等分析了163例宽QRS波心动过速的病例资料，提出了采用肢体导联Ⅱ导联上QRS波的R波达峰时间（R Wave Peak Time，RWPT）诊断室速的标准。该标准着重于临床诊断心律失常时常用的心律导联Ⅱ导联，测量该导联上宽QRS波的起点至R波波峰的时间（距离）：若RWPT≥50ms，诊断为室速；若RWPT<50ms，诊断为室上速伴差异性传导。

17. 2015年，Jastrzebski等综合既往不同诊断标准中具有较高鉴别诊断价值的指标，提出了宽QRS波心动过速鉴别诊断的室速积分法标准（表5-4）。

表5-4 宽QRS波心动过速鉴别诊断的室速积分法

导联与项目	阳性积分标准	评分/分
①V$_1$导联QRS波	起始为明显的R波，伴RS的R>S波和Rsr波	1
②V$_1$或V$_2$导联QRS波	起始为>40ms的宽r波	1
③V$_1$导联QRS波	S波有切迹	1
④V$_1$~V$_6$导联QRS波	无R/S图形	1
⑤aVR导联QRS波	起始为R波	1
⑥Ⅱ导联R波达峰时间	≥50ms	1
⑦房室分离	包括室性融合波和室上性夺获	2

使用该积分法标准，判断室速、室上速伴差异性传导或伴束支阻滞的结果如下：①≥3分，室速的特异性99.6%；>3分，室速的特异性达100%。②≥2分，室速

的特异性为89%，准确性为81.4%。③1分，室速发生的可能性为54.5%，室上速为45.5%。④0分，室上速发生的可能性为84.5%，室速为15.5%。

18. 2020年，徐金义等提出了肢体导联快速诊断室性心动过速的新流程，这是我国心电工作者通过分析自己团队的资料，总结出具有自主知识产权并分享全球同行的体表心电图鉴别诊断室速的方法。同样也呈问答—分步形式，最终公布的诊断标准中的第1步结合了既往经验使得鉴别诊断速度更为快捷，具体流程如下：

第1步，aVR导联呈正单向R波？——"是"为室速，"否"进入第2步。

第2步，Ⅰ、Ⅱ、Ⅲ导联均以负向波为主？——"是"为室速，"否"进入第3步。

第3步，Ⅱ、Ⅲ、aVF导联（下壁导联）均呈正单向R波或负单向QS波？

1）Ⅱ、Ⅲ、aVF导联均呈正单向R波+Ⅰ、aVL、aVR导联中≥2个负单向QS波？——"是"为室速，"否"为室上速伴差异性传导或伴束支阻滞。

2）Ⅱ、Ⅲ、aVF导联均呈负单向QS波+Ⅰ、aVL、aVR导联中≥2个正单向R波？——"是"为室速，"否"为室上速伴差异性传导或伴束支阻滞。

该新流程诊断室速的敏感性为96.9%、特异性为91.6%、准确性为95.3%，均高于Brugada等的四步法、Vereckei等的四步法和Luis等的RWPT法。与既往方法比较，该法简化了烦琐的诊断步骤及计算过程，简便、易记忆、易掌握，突显了"快速"二字，是一种很好的诊断室速的补充方法。

综上所述，对于一份宽QRS波心动过速的心电图，目前有多种方法（注：还有部分国内外研究者总结的方法未综述在内）进行鉴别诊断以明确是否为室速，以下是当前常用的方法：①经典法；②Brugada胸导联分步法；③2008Vereckei单一aVR导联分步法；④肢体导联快速诊断室速新流程等。对于急诊患者，可以先按室速处理。

半个多世纪以来，全球心电工作者经过坚持不懈的努力，为现代医者提供了诸多体表心电图鉴别宽QRS波心动过速的诊断学方法，在此总结如下：①主要根据V_1和/或V_2导联上QRS波形态确定类右束支阻滞或类左束支阻滞图形；②每个时期的进步，都是在前人原创工作的基础上取得的；③最重要的是，不同时期的方法中，看似繁杂的QRS波相关数据测量，尤其是以起始部分为主的不同数量级测量数据的确定如40ms（Kindwall等）、50ms（Luis等）、60ms（Kindwall等）、70ms（Griffith等）、100ms（Brugada等），还有以宽QRS波起始后40ms和终止前40ms测量除极幅度的Vi/Vt比值（Vereckei等），其中蕴藏着一个核心内容，这在2007年Vereckei等的诊断流程中进行了详细的阐述，此处不再赘述；④诊断标准大多以问答—分步流程式呈现，简单、方便、实用；⑤流程中若用到房室分离，该条目一定放在靠后或最后，因为心电图上有房室分离的表现基本上确诊为室速，便无须继续下一步判读；⑥关注的导联有仅为胸导联的，有仅为肢体导联的，也有肢体导联与胸导联相结合的，可供解决实际临床问题的方法多了很多；⑦将来，一定还会有新的鉴别诊断宽QRS波心动过速的方法涌现。

在后续"束支阻滞"相关章节中，认真体会束支阻滞发生后QRS波变化的机制及诊断束支阻滞心电图的每一条标准后，再回来看这一节的内容，理解可能会更为深刻。

 小试验 ▶

遇到宽QRS波心动过速的心电图时，不妨试用现有的各种方法，看看在诊断室速方面，哪个更好用。

（三）尖端扭转型室性心动过速

1. 看图［（心）图5-36］步骤。

（1）宽的QRS波：意味着"来自室性的电指令引起心室除极（过电）"。→心电活动和机械活动均不稳定

（2）快频QRS波：意味着"主动性、抢先、早搏、快速型"性质。→有多种药物可选择

（3）胸有成竹：无论从思想上，还是从行动（治疗）上都应积极得多！因这种心律失常本身较危险，而且可能转变成恶性的心律失常。

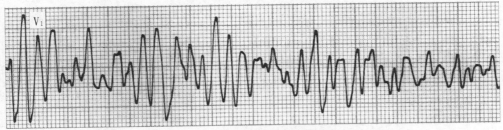

（心）图5-36 宽的QRS波，快速型心律失常

2. 轻松分析，乐趣无穷。

（1）心动过速由一系列宽大、畸形的QRS波组成，频率160～280次/min，心律可规整或不规整，各QRS波群极性及幅度不断改变。每隔3～20个心搏围绕基线扭动其方向，见（心）图5-36。典型者表现为纺锤形，但并非每个导联都具有此特征。

（2）发作时间常不超过10s，自行终止易复发，若无有效治疗措施最终会导致室扑、室颤。

（3）发作间期心律失常多为缓慢型且QT间期显著延长。在获得性者往往由长间歇后提早的心搏引起室速发作，长间歇后心搏QT间期进一步延长，T波或U波增宽，显示长间歇依赖性特征。先天性者则常因情绪激动、应激、β受体兴奋或心率增快至一定水平时诱发而非长间歇后早搏诱发，显示出儿茶酚胺依赖性特征。

四、室率不太快的、性质较为特殊的心动过速

这类心动过速较为特殊，少部分可以是逸搏性质的。

非阵发性交界性心动过速
（加速型交界性自主节律）

非阵发性交界性心动过速（non-paroxysmal junctional tachycardia，NPJT），也称为加速型交界性心动过速、加速型交界性自主心律，是指由房室交界区自律性增高引起的一种心律失常。与阵发性室上性心动过速不同的是，该型心动过速通常不具有"突发突止"的临床特点，常见于急性心肌梗死、心肌缺血、心肌炎、洋地黄中毒和电解质紊乱如低钾或高钾血症等患者，也可见于正常人。因心室率不太快，治疗往往针对病因而非心律失常本身。

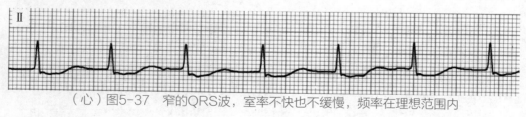

（心）图5-37　窄的QRS波，室率不快也不缓慢，频率在理想范围内

（一）看图 [（心）图5-37] 步骤

1. 窄的QRS波：意味着"来自室上性的电指令引起心室除极（过电）"。→心

电活动和机械活动均较稳定

2. QRS波频率适中：既可以是早搏性质的，也可以是逸搏性质的。→无须进行紧急或其他特殊处理

3. 胸有成竹：不打紧，不着急，慢慢来！

（二）轻松分析，乐趣无穷

1. 正常情况下，交界区的自律性为40~60次/min。非阵发性交界性心动过速发作时，频率范围为70~130次/min，是自律性增高所致。

2. 按本书推荐的"从上至下"和"等级概念"来理解，该种心律失常是交界区的能力与窦房结的能力不分伯仲、旗鼓相当所致。换言之，窦房结的能力既不是太好，也不是太差；而房室结的能力有所提高，但又不至于高至占绝对优势的地步。当交界区能力略超过窦房结时，则形成"非阵发性交界性心动过速"；反之则为"窦性心律"或不太快的"窦性心动过速"。两者"竞争上岗"来指挥心脏。此时，该种心律失常是早搏性质的。

3. 在病态窦房结综合征或Ⅲ度房室传导阻滞中出现的交界性逸搏节律，当其频率增加到70~130次/min时，我们偏向于称之为"加速型交界性自主节律"。此时，该种心律失常是逸搏性质的。

4. 针对该型室上速，无须使用抗心律失常药，主要治疗原发病即可。

5. 某些AVNRT和AVRT病例，使用抗心律失常药后仍继续发作，但频率减慢至150次/min以下。此时，单从心电图上无法将其与非阵发性交界性心动过速区分。

6. 非阵发性交界性心动过速与阵发性交界性心动过速的比较见表5-5。

表5-5　非阵发性交界性心动过速*和阵发性交界性心动过速ᶠ大比拼

	心率范围 /次·min⁻¹	突发突止	反复发作	电刺激诱发	机制	病因	治疗
*	70~130	−	−	−	自律性↑	器质性多见	原发病
f	150~250	+	+	+	折返	正常人多见	心律失常

非阵发性室性心动过速
（加速型室性自主节律）

非阵发性室性心动过速（non-paroxysmal ventricular tachycardia，NPVT），也

称为加速型室性自主（自搏）心律（accelerated idio ventricular rhythm，AIVR）、加速型室性逸搏心律、加速的心室自身性节律、室性自主性心动过速等，多由浦肯野纤维自律性增加所致，常见于急性心肌梗死患者，也见于心肌炎、洋地黄过量、高血钾、心脏外科手术后、完全性房室阻滞等缓慢型心律失常的患者，偶见于正常人。因心室率不太快，对血流动力学无明显影响，治疗往往针对病因而非心律失常本身。

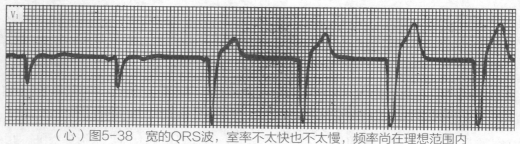

（心）图5-38　宽的QRS波，室率不太快也不太慢，频率尚在理想范围内

（一）看图［（心）图5-38］步骤

1. 宽的QRS波：意味着"来自室性的电指令引起心室除极"。→心电活动和机械活动均不稳定

2. QRS波频率适中：既可以是早搏性质的，也可以是逸搏性质的，前者偶见于正常人。

3. 胸有成竹：见宽QRS波，无论从思想上，还是从行动（治疗）上都应更积极！因这种心律失常本身较为危险，不过因频率不太快也不太慢，故处理上并不需要太急，看清楚再处理还来得及。

（二）轻松分析，乐趣无穷

1. 正常情况下，心室的自律性（实际上多是浦肯野纤维的自律性）为40～60次/min。非阵发性室性心动过速发作时，频率为60～100次/min，这是自律性增高所致。

2. 按本书推荐的"从上至下"和"等级概念"来理解，该种心律失常是室性异己分子的能力与窦房结的能力不分伯仲、旗鼓相当所致。换言之，窦房结的能力既不是太好，也不是太差；而室性异己分子的能力有所提高，但又不至于高到占绝对优势的地步。当室性异己分子的能力略超过窦房结时，则形成"非阵发性室性心动过速"，反之则为"窦性心律"。两者"竞争上岗"来指挥心脏。此时，该种心律失常是早搏性质的。

3. 在病态窦房结综合征或Ⅲ度房室阻滞中出现的室性逸搏节律，当其频率增加到60~100次/min时，我们偏向于称之为"加速型室性自主节律"。此时，该种心律失常倾向于是逸搏性质的。

4. 该型室速既可见于正常人，也可见于心肌梗死、心肌炎、电解质紊乱等疾病的患者。

5. 即使是在急性心肌梗死患者中出现这种类型的室速，只要它不造成血流动力学障碍也未必需要做特殊处理，治疗主要针对原发病。该型室速极少发展为心室颤动，曾被认为是一种良性心律失常。但近年来观察发现，在急性心肌梗死伴有非阵发性室性心动过速的患者中，病理性阵发性持续性室性心动过速的发生率为43%，尤其是该型室速的心室率为75~100次/min的急性心肌梗死患者更容易发生，因此要引起重视；若该型室速的心室率为60~75次/min，则极少发生。

（三）上述两型心动过速的特殊性

1. 特殊性之一：心律失常的发生机制多是早搏性质的，少数是逸搏性质的。按本书推荐的"从上至下""等级概念""班长举例"来理解"早搏"与"逸搏"的概念，目的是让读者心中时刻装有窦房结，并以其作为参照。窦房结"健在"，抢其位置为"主动性、早搏、抢先和快速型性质"的心律失常；窦房结"不健在"时，推迟出现的心律失常是"被动性、逸搏、推迟和慢速型性质"的。这两型心动过速可为逸搏性质，只是稍有加速而已。

2. 特殊性之二：心室率不太快，也不太慢。按本书推荐的分析心律失常"4字法则"，心率<60次/min为慢，心率>100次/min为快。而上述两型心动过速的心室率都在较合适的范围内。

3. 特殊性之三：处理上主要是治疗原发病，不是针对心律失常。

【问题的提出】

1. 既然心动过速也是早搏性质的，那会有几种类型的心动过速？

答：早搏有房性、交界性和室性之分，故心动过速也不外乎房性、交界性和室性3种。

2. 你能想象出房性、交界性和室性心动过速会有什么样的心电图表现吗？

答：（大多数）房性和交界性心动过速的QRS波是窄的，统称为"室上性心动过速"。（大多数）室性心动过速产生的QRS波是宽大、畸形的。

3. 上一题的答案中用的"大多数"，是不是意味着还有少部分不是这种情况，比方说"房性和交界性心动过速时其QRS波是宽的，室性心动过速时QRS波反而可以是窄的"呢？

答：的确如此！有关这方面的知识将在"室上性激动产生宽QRS波"一章中谈及。

4. 心动过速发生后，窦房结还能领导心脏吗？

答：（1）房性心动过速发生后，窦房结无法控制心房，便控制不了心室，此时窦房结（及整个心脏）让位于房性异己分子。心电图上看到的P'波是房性异己分子致心房除极所产生的。

（2）发生交界性心动过速时，心室由交界区控制，若交界区同时能将其电指令逆传至心房，窦房结便控制不了心房，相当于整个心脏（包括窦房结在内）交给了交界区打理。

（3）室性心动过速时，心室由室性异己分子控制，因逆传激动往往被卡在房室结，故心房仍由窦房结指挥，造成所谓"房室分离"；此时窦房结只能领导心脏的一部分，而且是不太重要的那部分，即心房。

5. 为什么Brugada等的诊断流程中将"房室分离"放到第3步？

答：若找到房室分离，即可下室速的诊断，则不必使用Brugada等的诊断流程了。实践中你会发现，若宽QRS波心动过速真是室速，往往在第1、2步即有结论。

6. Brugada等的诊断流程的第4步是怎样要求的？

答：要求V_1和V_6导联上宽QRS波形态同时符合所罗列的内容，避免了既往判断方法可能出现的矛盾现象。

7. 快速型宽QRS波心律失常有哪些？Brugada等的诊断流程是鉴别其中哪些心律失常的？

答：快速型宽QRS波心律失常见于室速、室上速伴差异性传导或伴束支阻滞和预激综合征参与的心律失常。与既往很多方法一样，Brugada等的诊断流程只鉴别前两种心律失常，而不能鉴别预激综合征参与的心律失常。1994年Antunes等的诊断流程做了这方面的补充，Brugada等的诊断流程结合Antunes等的诊断流程，理论上可以将室速、室上速伴差异性传导或伴束支阻滞和预激综合征参与的逆向型房室折返性心动过速（AAVRT）3种宽QRS波心动过速的病例鉴别诊断出来。因准确性不高，所以临床应用有一定局限性。

8. 使用Brugada等的诊断流程对于记录心电图时的导联有什么要求？

答：可以不记录肢体导联，但胸前导联V_1~V_6导联必须全部记录。顺便提个醒：要记录胸导联，肢体导联必须先连接好，否则就记录不成，不信你自己试试看。

9. 如果心电图记录到心律失常发生最开始的情况，便可以先找到窦性规律，然后判别心律失常是提早出现的，还是推迟出现的。但临床实际工作中往往无法记录心律失常发作最初时的情况，也就是说没有正常窦性心律作参照，那怎样判断是早搏性质的，还是逸搏性质的？

答：这正是本书推荐分析心律失常"4字法则"的目的所在。因为单纯从心室率的快慢，我们便可以估计出心律失常是早搏性质的，还是逸搏性质的。

10. 采用"经典方法"分析一份宽QRS波心动过速心电图，其中"房室分离、心室夺获波、室性融合波"这3条对诊断室速的特异性高。所谓"心室夺获波"，理论上应该是"窦性夺获心室波"吧？

答：是的。室速发作（异己分子控制心室）时，窦房结"拼命"想将其指令经房室结下传心室，试图将失去的"领地"抢夺回来！若抢夺回来一次，即在宽QRS波中出现一次窄QRS波，这被定义为"心室夺获波"，这一定义沿用多年了，不便再去改动。读者理解成"窦性夺获心室波"就好了，仔细品味图5-25中"卡通对白"会有所收获的。

11. 有这样一道试题：以下哪项对诊断室速最有价值（单项选择）？ A. QRS波宽度≥0.12s；B. 电轴极度左偏；C. 频率>150次/min；D. 房室分离；E. 心室夺获波/室性融合波。请问最佳选择是哪项？为什么？

答：正确答案为E。该题将常放在一起讲的"房室分离、心室夺获波、室性融合波"拆分为两个备选项，知识点（考点）在于，"房室分离"还见于Ⅲ度室阻滞、干扰性房室分离（脱节）等情况，因此，"心室夺获波/室性融合波"对诊断室速的特异性会更高一些。从另一个角度来看，只要见到"心室夺获波/室性融合波"，即使有"房室分离"存在，也可以排除"永久性Ⅲ度房室阻滞"的可能性了。

12. 相较于Brugada等的诊断流程，目前临床上是不是更愿意选择2008年Vereckei等的单一aVR导联诊断室速的流程？可不可以将Vereckei等的诊断室速流程中的Vi/Vt比值理解成宽QRS波群前半部分与后半部分心室除极（直角幅度）绝对值的比值？

答：目前临床上的确首选2008年Vereckei等的单一aVR导联诊断室速的流程对宽QRS波心动过速心电图进行判读，因为采用Vereckei等的方法诊断室速的正确率为91.5%，明显高于用Brugada等的方法的正确率（85.5%），且前者简单、准确、省时，所以更适合紧急状态下（急诊）使用。

另外，不可以将Vereckei等的诊断室速流程中的Vi/Vt比值理解成宽QRS波群"前半部分与后半部分"除极（直角幅度）绝对值的比值，而应该是宽QRS波群起始部40ms与结束前40ms心室除极（直角幅度）绝对值的比值。道理很简单，宽QRS波是指宽度超过120ms的QRS波群，如果是一半，那一定是60ms或以上了，与Vereckei等阐述的心室除极机制和确立的"起始部40ms与结束前40ms"不符。这其中，还蕴藏着心电学上经典的"正常心室最初0.04s（40ms）是如何除极的"这样一个概念，读者可自行查阅资料学习理解。

第四节

扑动与颤动

| 重 点 |

1．"扑动"与"颤动"从字面上看，都有"动"感。的确，这类心律失常也是以其心房或心室机械活动（收缩和舒张）的外观表型来命名的，我们仍沿用以往的名称。不过，还得提醒大家：心脏活动是电活动在先，机械活动在后。两者密切相关，但不能混为一谈。

2．连续3次以上的早搏形成心动过速，频率范围多为150~250次/min。扑动和颤动的发生也是异己分子"争当心脏最高领导"的结果，因此扑动和颤动也属于早搏（性质）的心律失常，只是它们比心动过速更为"厉害"，表现为频率（心电活动和随后的机械活动）更高，扑动的频率达250~350次/min，颤动的频率高达350~600次/min。

3. 整体而言，早搏和心动过速只有房性、交界性和室性3种类型。若按这种思维方式进行推断，扑动和颤动也将有房性、交界性和室性之分。不过请记住，由于"扑动、颤动"这类心律失常是从心房或心室机械活动（收缩和舒张）的外观表型来命名的，心脏仅心房肌和心室肌才能收缩和舒张，因此只会有心房扑动或颤动、心室扑动或颤动，不可能有交界性扑动和颤动的发生。

一、心房扑动

心房扑动（atrial flutter，AFL）简称"房扑"。

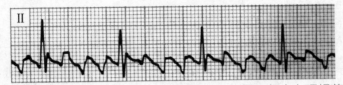

（心）图5-39　窄的QRS波，室率不快也不缓慢，频率在理想范围内

（一）看图［（心）图5-39］步骤

1. 窄的QRS波：意味着"来自室上性的电指令引起心室除极（过电）"。→心电活动和机械活动均较稳定

2. ①快频QRS波：意味着"主动性、抢先、早搏、快速型"性质。→有多种药物可选择；②如果窄QRS波+QRS波频率适中（60~100次/min），则更不用着急，无须立即用药！

3. 胸有成竹：不打紧！不用着急！

（二）轻松分析，乐趣无穷

1. 心房除极频率高达250~350次/min，大大超过窦房结的自律性，此时窦房结已无法担任心脏的"领导者"，只得让贤给"房扑心律"。

2. 典型房扑的发生是右心房有一折返环，电激动在此环上不断环行，每环行一次向心房发出一次指令，从而导致心房快速除极。因此，房扑仍属"主动性、抢先、早搏、快速型"性质的心律失常。

3. 房扑时，心房除极（过电）产生的心电波不叫P'波，而称为F波（由英文flutter而来）。F波形态、振幅、间距都很匀齐，似锯齿状（图5-28），不像房早、房速P'波那样圆钝、矮小。

4. 房扑时心房电活动的频率达250~350次/min，意味着心房收缩也达250~350

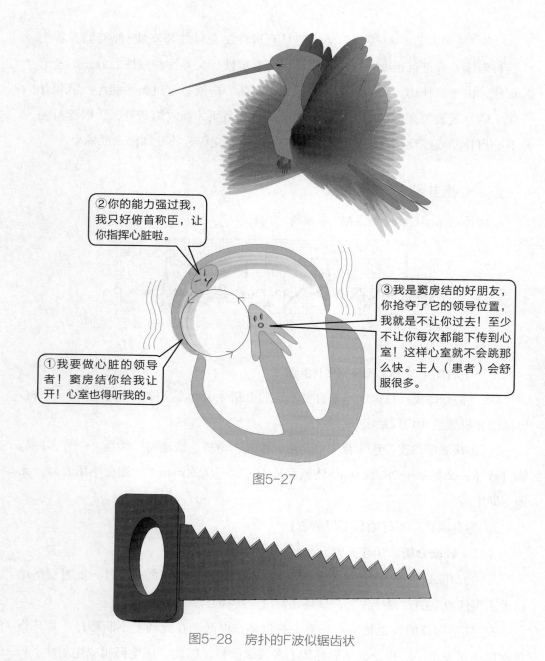

图5-27

图5-28　房扑的F波似锯齿状

次/min。不像窦性心律、房早或房速时心房可见明显收缩和舒张动作，房扑时心房收缩幅度大为降低，表明心房收缩将血泵入心室的作用大打折扣。

　　房扑发生时，心房的收缩看起来就像鸟的翅膀那样规整地扑动（图5-27），将心房收缩外观表型反过来命名心房的心电活动，因此得名"心房扑动"。

　　5. 每一个扑动的F波，除抑制窦房结外，同时也试图去支配心室。要支配心室，电激动必须经过房室交界区。前面我们学习过房室结的"关卡效应"，房室结一般只能让≤200次/min的电激动下传心室，因此F波较少能1∶1下传心室，房室结"卡"掉了部分试图下传的F波，这样心室的电活动和机械活动就不会像F波那样快，这是一种生理性的保护作用。因此，房扑时心室的频率会低于心房的频率。

6. 经过房室结下传的电激动使心室除极产生的QRS波往往是正常宽度的（窄的）、室上性的。因此，房扑时尽管心房的收缩和舒张大打折扣，但心室的机械活动仍呈向心性，而且不会有心房那么快的频率。

7. 有关房扑的治疗：①抗凝治疗。②打掉"房扑"，恢复窦性心律。药物、射频消融术能实现这一目的。③任"房扑"存在，减慢心室率即可。④基础疾病的治疗。

　　注意，处理快室率型房扑或房颤时，将房室传导"弄差点儿"就行了，可千万别弄过了头！

　　若抗心律失常药造成Ⅲ度房室阻滞，那就糟糕了！

8. 房扑的扑动波（F波）不是在每个导联上都易辨认的，一般在Ⅱ、Ⅲ、aVF导联上最易辨认，这与心房除极产生的心电向量有关（有关向量问题可参考本书第二章）。

房扑心电图上，部分F波与QRS波重叠，同时也不易看清楚T波、Ta波甚至ST段。

经验告诉我们，Ⅱ、Ⅲ、aVF导联上无明显ST-T时应考虑为房扑。

9. 房扑时，锯齿状的F波振幅、间距规整，因房室结的关卡效应，往往使F波呈n∶1［（5～1）∶1］下传心室。若下传比例恒定，则心室率规整，如（心）图5-40所示；若下传比例不恒定，则心室率不规整，如（心）图5-41所示。因从心电图上很难确认到底是哪一个F波下传心室产生QRS波，故无"FR间期"可度量。

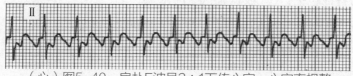

（心）图5-40　房扑F波呈2∶1下传心室，心室率规整

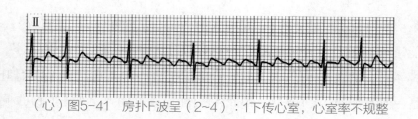

（心）图5-41　房扑F波呈（2~4）：1下传心室，心室率不规整

10. 房扑多为阵发性的，大部分转变成房颤，小部分转复为窦性心律。房扑持续数月、数年者少见。

11. 心房扑动的心电图表现：

（1）窦性P波消失，取代它的是形态、间距及振幅均整齐，呈锯齿状的扑动波F波。

（2）F波频率为250~350次/min。

（3）心室律规整或不规整，取决于房室传导比例是否固定。

（4）QRS波一般为室上性的（窄QRS波），但也可有差异性传导图形（宽QRS波）。

12. 心房扑动的分型。

（1）典型心房扑动：发生率占整个房扑病例中的90%，多见于器质性心脏病人，是三尖瓣峡部（CTI）依赖性的折返机制导致的快速室上性心律失常，属于右心房心电现象。①Ia型房扑：房扑折返途径为逆时针方向，即从冠状窦口→希氏束→右房顶部→高位右房→低位右房→三尖瓣峡部→冠状窦口，不断循环；体表心电图Ⅱ、Ⅲ、aVF、V6导联上F波负向，V1导联上F波正向。②Ib型房扑：房扑折返途径为顺时针方向，即从右房顶部→希氏束→冠状窦口→三尖瓣峡部→低位右房→高位右房→右房顶部，不断循环；体表心电图Ⅱ、Ⅲ、aVF、V6导联上F波正向，V1导联上F波负向。此两型典型房扑中以Ia型房扑（逆时针方向）更多见，心房电刺激均可以反复诱发和终止，射频消融阻断三尖瓣峡部可获根治。

（2）非典型心房扑动：发生率低，多数为环绕右房或左房外科术后手术切口或瘢痕形成的折返，以及环绕房颤左房消融线发生的折返，较多属于左心房心电现象。其心电图特征包括：①F波振幅低、时限短，F波之间有等电位线，与局灶性房速的心电图特征相似；②F波间期可不等（可能涉及多个折返环路）；③下壁导联F波振幅低平；④不容易被心房电刺激终止。

13. 鉴别诊断：

（1）规整心室率的房扑应与阵发性室上性心动过速、窦性心动过速或正常窦性心律相鉴别。

（2）心房扑动伴室内差异性传导、束支阻滞或预激综合征时应与室速鉴别。

二、心房颤动

心房颤动（atrial fibrillation，AF）简称"房颤"。

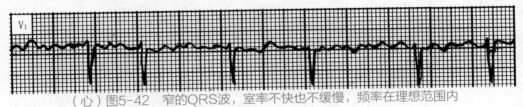

（心）图5-42　窄的QRS波，室率不快也不缓慢，频率在理想范围内

（一）看图［（心）图5-42］步骤

1. 窄的QRS波：意味着"来自室上性的电指令引起心室除极（过电）"。→心电活动和机械活动均较稳定

2. ①快频QRS波：意味着"主动性、抢先、早搏、快速型"性质。→有多种药物可选择；②如果窄QRS波+QRS波频率适中（60~100次/min），则更不用着急，无须立即用药！

3. 胸有成竹：不打紧！不用着急！

（二）轻松分析，乐趣无穷（图5-29）

1. 心房除极频率高达350~600次/min，大大超过窦房结的自律性，此时窦房结已无法担任心脏的"领导者"，只得让贤给"房颤心律"。因此，房颤仍属"主动性、抢先、早搏、快速型"性质的心律失常。

2. 房颤的发生机制有多种学说，不外乎与自律性增高或折返机制有关。

3. 房颤时心房除极产生的心电波不叫P'波，而称为f波（来自英文fibrillation）。f波为形态、间距及振幅均绝对不规则的颤动波。

4. 房颤时心房电活动的频率高达350~600次/min，意味着心房"收缩和舒张"的频率也达350~600次/min！与房扑相比，房颤时心房几乎完全丧失了收缩功能。

房颤时，心房的收缩看起来就像蚯蚓那样极不规则地快速蠕动，用心房收缩的外观表型反过来命名心房的心电活动，因此得名"心房颤动"。

5. 每一个颤动的f波，除抑制窦房结外，同时也试图去支配心室。要支配心室，电激动必须经过房室交界区。前面我们学习过房室结的"关卡效应"，房室结一般只能让≤200次/min的电激动下传心室，因此 f 波很少能1∶1下传心室，房室结"卡"掉了大部分试图下传的f波，这样心室的电活动和机械活动就不会像f波那样快，这是一种生理性的保护作用。因此，房颤时心室的频率远远低于心房的频率。

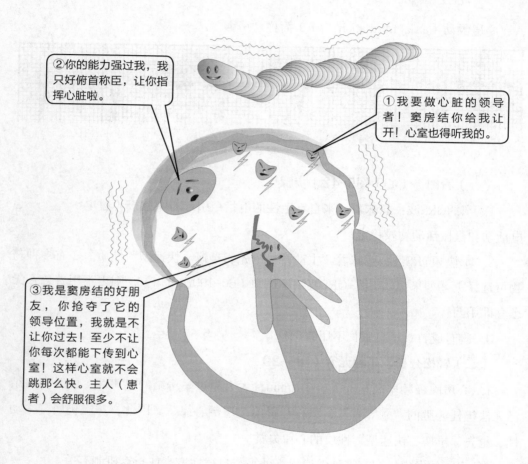

图5-29

6. 经过房室结下传的电激动使心室除极产生的QRS波往往是正常宽度的（窄的）、室上性的。因f波不规整，故心室除极产生的QRS波之间也不规整，表现为R-R间期绝对不等，这是与房扑不同之处，也是房颤的特征之一。房颤时心房的收缩和舒张活动几乎消失，心室跳动不规则，但心室的机械活动大多数仍是呈向心性的（差异性传导的心室电激动相应的机械活动呈偏心性），而且不会有心房那么快的频率！

7. 有关心房颤动的治疗：①抗凝治疗，减少脑卒中风险。②打掉"房颤"，恢复窦性心律，防止房颤复发。③让"房颤"存在，减慢心室率以改善症状。药物、射频消融术能实现这些目的。④尤其是近年倡导科学生活方式、基础疾病的治疗及合并症综合管理，如控制高血压、减体重等理念，已逐渐成为治疗房颤的核心之一，与抗凝、节律和室率控制并驾齐驱。21世纪以来，房颤的治疗有了长足进步和发展，治疗方法和手段层出不穷，建议读者阅读国内外各大心房颤动（含心房扑动）诊治指南。

8. 房颤的颤动波（f波）通常在V_1导联上最易辨认，见（心）图5-43。

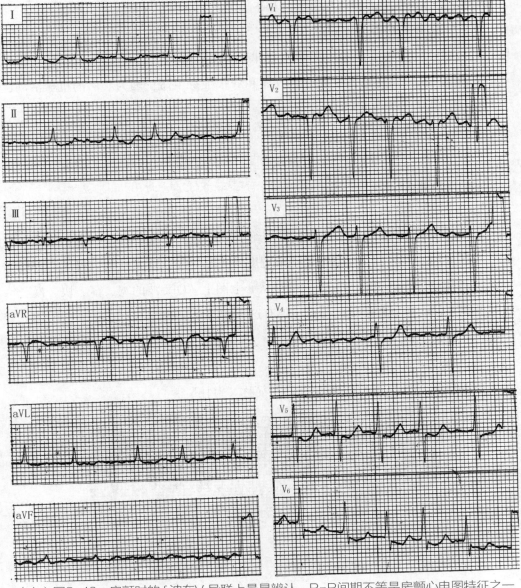

（心）图5-43　房颤时的f波在V_1导联上最易辨认，R-R间期不等是房颤心电图特征之一

9. 房颤时也无"fR间期"可度量，原因同"房扑"。

10. 心房颤动的心电图表现：

（1）窦性P波消失，取代它的是形态、间距及振幅均绝对不规则的心房颤动波f波。

（2）心房f波频率为350~600次/min。

（3）心室律绝对不规整（R–R间期不等）。

（4）QRS波的形态和振幅与窦性基本相同或呈室内差异性传导图形。

（三）房扑与房颤的异同点

1. 房扑以折返机制多见，房颤以自律性增高多见。

2. 房扑或房颤的患者仅靠心室收缩和舒张维持生命！因为心房的机械活动已大打折扣，几乎丧失收缩功能。

只要有心室跳动且频率适中，患者照样可活命！
这也是分析心律失常"4字法则"中重点放在QRS波的原因之一。

3. 房扑时室率多规整，房颤时室率绝对不规整。无论怎样，心室的收缩和舒张活动多呈向心性，因为QRS波是正常宽度的（窄的）、室上性的。可见，即使你不认识房扑或房颤这类心律失常，单纯从心电图上"QRS波的宽、窄、快、慢"特点，便能抓住心律失常诊治的要点，你有这方面的经验了吗？

三、心室扑动

心室扑动（ventricular flutter，VFL）简称"室扑"。

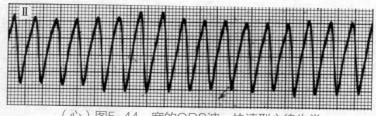

（心）图5-44　宽的QRS波，快速型心律失常

（一）看图［（心）图5-44］步骤

1. 宽的QRS波：意味着"来自室性的电指令引起心室除极（过电）"。→心电

活动和机械活动均不稳定

2. 快频QRS波：意味着"主动性、抢先、早搏、快速型"性质。→有多种药物可选择

3. 胸有成竹：无论从思想上，还是从行动（治疗）上都应更加积极！因为这种心律失常危险性极大。立即紧急处理！患者有生命危险！

（二）轻松分析，乐趣无穷

1. 室扑的发生也与室性异己分子自律性增高或折返机制有关，仍属"主动性、抢先、早搏、快速型"性质的心律失常。

2. 室扑时心室除极产生的QRS波叫"室扑波"，呈规则、快速、幅度大的"正弦曲线"样波。与房扑F波类似，只是幅度要大得多。

3. 室扑时心室收缩幅度大为下降，导致心排出量锐减，患者发生"阿-斯综合征"。

4. 因电活动和机械活动均极不稳定，属极度恶性心律失常，必须争分夺秒抢救！

四、心室颤动

心室颤动（ventricular fibrillation，VF）简称"室颤"。

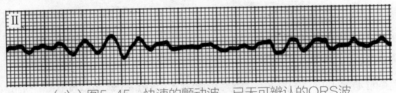

（心）图5-45　快速的颤动波，已无可辨认的QRS波

（一）看图［（心）图5-45］步骤

1. 快频心电波：意味着"主动性、抢先、早搏、快速型"性质。→有多种药物可选择

2. 分不清QRS波，结合患者发作阿-斯综合征，考虑为室颤。→心电活动和机械活动均不稳定

3. 胸有成竹：立即紧急处理！患者有生命危险！

（二）轻松分析，乐趣无穷

1. 室颤的发生与心室内多个异己分子自律性增高或多个折返环有关，仍属"主动性、抢先、早搏、快速型"性质的心律失常。

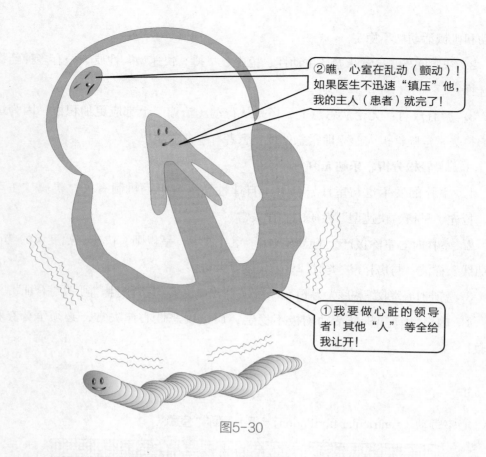

图5-30

2. 室颤时心室有无数的除极点，已不能产生可辨认的QRS波，只见波形、振幅和间距不等的高频"室颤波"。

3. 室颤时心室的收缩就像无数的蚯蚓在快速蠕动（图5-30），实际结果等于心室停跳，患者肯定发生"阿-斯综合征"。

4. 因电活动和机械活动均极不稳定，室颤属极度恶性心律失常，必须争分夺秒抢救！

【问题的提出】

1. 有无交界性扑动和颤动？

答：没有！心脏只有心房和心室会"动"，特殊心肌是不会"动"的！

2. 交界区可以发指令让心房或心室发生扑动和颤动吗？

答：理论上可以，实际上却没有这种情况。

3. 可不可以这样理解：房速、房扑和房颤其实都是快速型房性心律失常（当然也属于室上性心律失常），只是它们"争夺心脏领导位置"的能力越来越厉害而已，从房速的150次/min到房颤的600次/min，这样窦房结只得让位于它们。

答：完全可以这样理解。我们一开始就推荐"从上至下""等级概念""班长举例"等方法来帮助读者理解心律失常的概念，就是希望读者的理解能达到这种境地。

4. 导致室上性快速心律失常的异己分子之所以要当"心脏领导"，其最终目的是把指令下传心室，这个过程中要经过房室结，而房室结会卡掉一部分电指令，导致室率不至于太快，对吗？

答：对。还应明白的是，室上性指令下传心室时产生的QRS波往往与正常QRS波一样，是正常宽度的（窄的）、室上性的。

5. 房早、房速、房扑、房颤、交界性早搏和阵发性室上性心动过速的处理方法和选用药物几乎是完全一致的，对吗？

答：完全正确。因为临床症状的严重程度主要取决于心室率的快慢，而与心房率的快慢及心房机械活动的有无都没太大关系。都可选用普罗帕酮、胺碘酮、维拉帕米，甚至腺苷、洋地黄来控制心室率。除早搏外，其他快速型室上性心律失常也可采用电复律术。这也是它们被统称为"快速型室上性心律失常"的原因之一。原则上，有器质性心脏病合并这些心律失常者，包括快速型室性心律失常，优先使用胺碘酮。

6. 室早、室速、室扑、室颤的处理和选用药物也几乎完全一致，对吗？

答：完全正确，都可选用利多卡因、胺碘酮等。除室早外，其他快速型室性心律失常还可采用电复律术。而这一系列心律失常，其QRS波往往是宽的。

7. 房颤的病例，有时在某个导联上QRS波的幅度小到难以与 f 波区分，若碰巧以该导联进行记录或做监护导联，此时怎样区别房颤与室颤？

答：遇到该情况，多阅读几个导联便可以作出判断。房颤者，总会在其他导联上显示出清晰的QRS波；室颤者，每个导联上始终只有颤动波。临床状况对鉴别极有帮助：室颤者，患者绝对会发生阿-斯综合征。

8. 房扑、房颤者，从外观上看心房的收缩和舒张活动已大打折扣；那么室扑、室颤者，从外观上看心室的收缩和舒张活动是什么样子呢？

答：也是大打折扣！心室的收缩和舒张幅度大大降低，以致泵出血量急骤减少，导致患者发生阿-斯综合征，因此室扑、室颤是恶性心律失常，若不积极处理，患者会立即死亡。而房扑、房颤者，尽管窦房结支配不了心房，而且心房差不多失去了收缩功能，但心房仍有"高频心电活动"，下传心室后能使心室产生一定频率的QRS波，也就意味着心室仍能保持一定频率的搏动（向心性收缩和舒张），所以房扑、房颤者仍能活命！看看你周围的某些房扑、房颤患者，是不是照样可以过"潇洒人生"？

9. 有什么简单的方法能鉴别心房颤动时宽QRS波是室性早搏，还是室内差异性传导？

答：按20世纪中叶的概念，房颤并室内差异性传导表示洋地黄不够，而房颤并室性早搏可能是洋地黄过量或中毒，因此，房颤时所见宽QRS波群到底是室性早搏还是室内差异性传导一直是困扰心电图及临床工作者的问题之一，也是大家感兴趣的问题。以往常用"阿什曼现象（Ashman phenomenon）"进行鉴别诊断，但其条目多、难记，鉴别这两种情况时有重叠（灰色）地带，可操作性受到限制，致使准确性差。30余年来，随着Brugada同步胸导联及Vereckei多导联和随后的单一aVR导联分步式鉴别室速与室上速伴束支阻滞（室内差异性传导）等方法的问世，大家也将这些方法应用于房颤时宽QRS波的识别。理论上，房颤时宽QRS波群到底是室性早搏还是室内差异性传导，其原理与这些鉴别室速和室上速方法的基本原理是相符的，且准确性大大提高。

第五节

快速型心律失常大总结

一、快速型心律失常分类

快速型心律失常分类见表5-6。

表5-6　快速型心律失常分类

心脏解剖简图	早搏	心动过速	扑动	颤动	QRS波宽度
	—	150～250次/min	250～350次/min	350～600次/min	（＞0.12s者为增宽）
	房早	房速（IART、AAT）	房扑	房颤	大多数为窄QRS波
	交早	交速（AVNRT、AVRT）	—	—	大多数为窄QRS波
	室早	室速	室扑*	室颤*	绝大多数为宽QRS波

注：*频率比房扑和房颤要低一些。

二、药物治疗

（一）室上性快速型心律失常

1. 目的：减少早搏，复律，或降低心室率。

2. 药物：广谱抗心律失常药，或Ⅳ类抗心律失常药（维拉帕米、腺苷）。

（二）室性快速型心律失常

1. 目的：减少早搏，复律。

2. 药物：广谱抗心律失常药（推荐首选胺碘酮），或Ⅰb类抗心律失常药（利多卡因）。

（三）可同时用于治疗室上性和室性快速型心律失常的药物

广谱抗心律失常药（Ic类、Ⅱ类、Ⅲ类）：普罗帕酮（心律平）、β受体阻滞剂（美托洛尔、比索洛尔、艾司洛尔等）、胺碘酮。推荐首选胺碘酮。

（四）处理心律失常的窍门

当读者在短时间内分不清心律失常是室上性抑或室性时，只要是快速型的（心室率>100次/min，你总会数QRS波的个数、数脉搏或听心率吧？），即可选用广谱抗心律失常药，如胺碘酮等。

综上所述，认识快速型心律失常不是很简单的事情吗？！

第六节

预激综合征

房室传导系统（房室交界区）

是正常人心房和心室之间"电"联系的唯一通道！

室上性激动下传心室产生的QRS波往往是正常宽度的，其

P-R间期>0.12s。

| 重 点 |

1. 有些人在房室之间除有正常传导系统外，还存在附加传导径路（旁道、旁路、附束）。

2. "预激"，即电激动快速通过附束提前（相对房室传导系统而言）兴奋心室肌的一部分，所以得名预先激动综合征（preexcitation syndrome），简称"预激综合征"。

3. 因电激动快速通过附束提前兴奋心室肌的一部分，故QRS波增宽，很容易被误认为室性心律失常。

4. 预激综合征是属于室内传导障碍的一种心律失常，通常无症状，合并基础病或并发其他类型心律失常时才有临床表现，故文书将其置于快速型心律失常这一章节进行阐述。

5. 处理该类心律失常及相关快速型心律失常时，可选用广谱抗心律失常药物，如 I c类和Ⅲ类；Ⅱ类列为相对禁忌；禁用Ⅳ类中的维拉帕米和地尔硫䓬。美国《2014年心房颤动患者管理指南》将胺碘酮、地高辛、非二氢吡啶类钙拮抗剂列为心房颤动合并预激综合征的使用禁忌证。

预激综合征是指心室肌被特殊传导通路部分或完全预先激动的一组综合征。

Wolff、Parkinson和White于1930年首先描述了心电图呈现P-R间期短、QRS波群异常且其起始部有δ波并常伴有阵发性心动过速发作的一组病例，称之为WPW综合征。这种综合征的表现是房室之间存在房室旁路（bundle of Kent，Kent束，肯特束）所致。

Lown、Ganong和Levine于1952年报道了一种心电图呈现短P-R间期，但QRS波群正常且其起始部无δ波并可以伴有心动过速发作的病例，并将其命名为L-G-L综合征。当时推断是因后结间束的部分纤维（James'tract，James束，詹姆斯束）绕过房室结顶部止于房室结的下部或房室束（即希氏束），从而导致了这种综合征的表现，故亦称之为James束预激综合征。经过多年的研究，目前对于是否真正存在James束仍有分歧，但临床上的确常可见到呈现P-R间期短而QRS波群正常的心电图。除了偶见存在房室结内旁路（类似于或者即为房室结双径）和心房-希氏束旁路（atrial-His bypass tract）以外，交感兴奋占优势、房室结解剖太小、加速性房室结传导（enhanced a-v nodal conduction，EAVNC）等是对这种心电图表现的主要解释。目前倾向于将心电图P-R间期短而QRS波群正常者都归类于"短P-R综合征"。

Mahaim等于1937年尸检时发现有附加的组织连接希氏束和心室肌，1941年又发现从房室结到心室肌的异常连接组织，当时统称为Mahaim旁路或Mahaim纤维（Mahaim fibers）。1971年，Wellens首先推断该种旁路可以引起有房室结参与的、呈LBBB型的心动过速发作，称之为"Mahaim型心动过速"或"Mahaim型（预激）综合征"，其窦律时心电图的主要特点是P-R间期和QRS波群正常或轻度心室预激。1982年以后，随着外科手术和导管消融术的广泛开展，显示Mahaim旁路主要是起源于右室游离壁具有递减传导功能的特殊纤维，该纤维被称为"附加的房室传导系统"。因这种旁路只有前向传导而无逆向传导功能，故发生心动过速时呈LBBB型的宽QRS波心动过速。

综上，预激综合征分为2大类：①典型预激综合征，即WPW综合征。②变异型预激综合征，包括L-G-L综合征和Mahaim型预激综合征。相较于典型预激综合征，变异型预激综合征，尤其是L-G-L综合征更为少见，因此，WPW综合征（有时简写为WPW）也就成了预激综合征的代名词。

一、房室旁路（Kent束）预激综合征

在胚胎早期，房室心肌是相连的。发育过程中，心内膜垫和房室沟组织形成中央纤维体和房室环（二尖瓣环和三尖瓣环），隔断了房室间心肌的联系，因此，正常人心房肌和心室肌的"生物电"只能靠房室传导系统联系。但有时在房室环处会遗留一些散在的房室间相连的心肌，这便成为房室旁路（Kent束）。由于二尖瓣环的前间隔处是纤维三角，不会产生心肌纤维，因此除左前间隔外，房室环的任何部位都可能出现房室旁路。

（一）看图［（心）图5-46，（心）图5-47］步骤

1. 宽的QRS波：意味着"来自室性的电指令引起心室除极"。→心电活动和机械活动均不稳定

2. QRS波频率适中：既可以是早搏性质的，也可以是逸搏性质的，甚至什么都不是，属正常范畴。

3. 胸有成竹：见宽QRS波，无论从思想上，还是从行动（治疗）上都应更加积极！但仔细看图发现符合预激综合征特征，原来宽QRS波是室上性激动所为。此

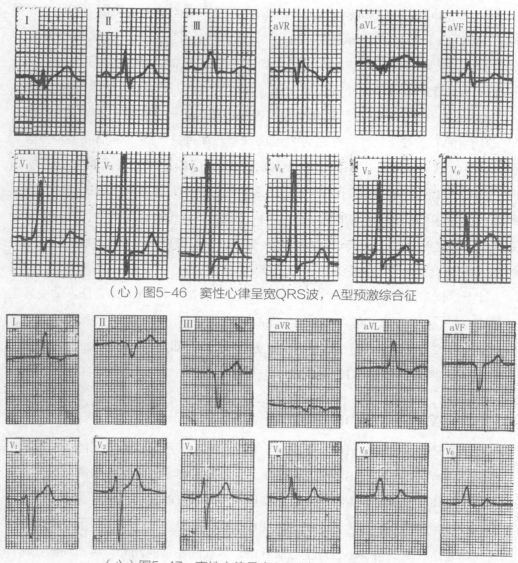

（心）图5-46　窦性心律呈宽QRS波，A型预激综合征

（心）图5-47　窦性心律呈宽QRS波，B型预激综合征

时，阅图者可放轻松点！

4. 万一将其作为室速来处理，也无过错。只是利多卡因对其无效，而胺碘酮则是有效的，可阻断旁路前传，使QRS波变窄，甚至使预激波完全消失而心电图变为正常。

（二）轻松分析，乐趣无穷

1. 旁路直接连接心房和心室，称之为"房室旁路"更形象、更易懂、更易记住。

2. 因有旁路，窦房结、心房甚至房室结的电指令可同时经房室传导系统和旁路下传心室。

3. 通常旁路无传导延缓作用，故窦性的电激动从旁路下传快过从房室结下传，从而使部分心室肌提前除极，产生心电图上QRS波起始部的δ波，使QRS波增宽、P-R间期变短，这便是"显性预激综合征"概念的由来。同时经房室传导系统缓慢下传的电激动一旦经过了交界区，便在特殊心肌中扩布，速度相当快，使剩余的心室产生QRS波，成为QRS波的后续部分。可见，预激综合征中QRS波是"融合波"，其宽窄取决于电激动同时经房室传导系统与旁路下传使心室除极分量的比例，即"预激"程度。经房室结下传越快，心室正常除极分量越多，QRS波越接近正常；经旁路下传越快，心室提前除极分量越多，QRS波越宽。

4. 我们经常说：经过房室交界区的电激动使心室除极产生的QRS波是正常宽度的（窄的）和室上性的。预激综合征者部分激动绕过房室结，经旁路提前激动部分心室，产生宽QRS波。所以可以这样理解：未经房室传导系统下传心室的电激动（预激、室性异位起搏点）使心室除极产生宽QRS波。

5. 预激程度越大，越易发生继发性ST-T改变。

6. 可从心电图上δ波方向、QRS波主波方向、电轴等多方面来确定旁路的位置。根据QRS波的主波方向可将预激综合征分为A、B2种类型，大致将旁路定位在左、右侧，虽不准确，但比较简单，故仍被临床医生广泛采用。

A型：$V_{1\sim6}$导联QRS波群主波向上，呈R或Rs型，推测旁路在心脏左侧房室之间。

B型：$V_{1\sim3}$导联QRS波群主波向下，呈QS、Qr或rS型，$V_{4\sim6}$导联主波向上，呈R或Rs型，推测旁路位于右房室之间。

7. 心电图特征：

（1）P-R间期缩短，<0.12s。

（2）QRS波起始部粗钝，称预激波或δ波。

（3）QRS波群增宽。

（4）P-J间期正常。

（5）继发性ST-T改变：主波向上的导联ST段下降、T波倒置；主波向下的导联则相反。

8. 特殊类型：

（1）间歇性预激综合征：间歇性出现预激综合征的心电图表现。

间歇性预激综合征与晚发室性早搏的区别：前者无预激征表现的P-QRS-T波群

的P-J间期与有预激征表现的P-J间期相等，见（心）图5-48；而后者窦性P-QRS-T波群的P-J间期与室性早搏的"P-J"间期不等，见（心）图5-49。

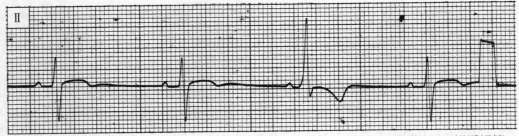

（心）图5-48　间歇性预激综合征。有无预激征表现的P-QRS-T波群的P-J间期相等

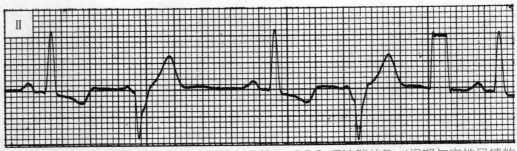

（心）图5-49　晚发室性早搏呈二联律，窦性P-QRS-T波群的P-J间期与室性早搏的"P-J"间期不等

（2）隐匿性预激综合征：旁路仅有室房方向的逆传功能，体表心电图上始终无δ波，QRS波也无增宽，P-R间期无缩短，无"显性预激综合征"心电图表现，阵发性室上速或阵发性房颤的出现成为提示隐匿性预激综合征存在的唯一线索，见（心）图5-50。此外，隐匿性预激综合征的旁路大多位于心脏左侧房室之间。

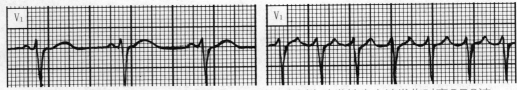

（心）图5-50　左侧为窦性心律窄QRS波，右侧为阵发性室上速发作时窄QRS波

（三）Kent束预激综合征常并发的心律失常

1. 预激综合征合并房颤。

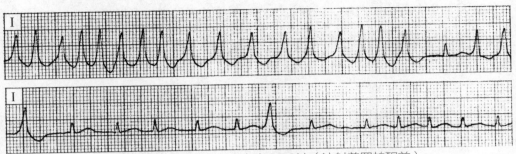

（心）图5-51　上图：宽QRS波为主，也有窄QRS波（注射普罗帕酮前）；

下图：窄QRS波为主，也有宽QRS波（注射普罗帕酮后）。

上下两图中R-R间期不等，显示房颤的特点。下图示静脉注射普罗帕酮后房颤未复律，但抑制了旁路的前传（不完全），所以主要表现为窄QRS波。

注：若该病例是2014年之前的病例，药物估计会首选胺碘酮而非普罗帕酮。

（1）看图 [（心）图5-51] 步骤。

1）宽的QRS波：意味着"来自室性的电指令引起心室除极"。→心电活动和机械活动均不稳定

2）快频QRS波：意味着"主动性、抢先、早搏、快速型"性质。→有多种药物可选择

3）胸有成竹：无论从思想上，还是从行动（治疗）上都应积极得多！因这种心律失常本身较危险，而且可能转变成更为恶性的心律失常，所以应将其当作室速来处理。

（2）轻松分析，乐趣无穷（图5-31）。

1）这种心电图改变极易使阅图者联想到室性心动过速，而且无论是用常用的室速验证标准（房室分离、夺获波、融合波），还是用Brugada等的诊断流程，都将判其为室速！

2）房颤时心房率为350~600次/min，房室结的"关卡效应"更有利于电激动经旁路下传，产生宽QRS波，速度快且R-R间期不等。

3）房颤的电指令有时完全经旁路下传心室，有时完全经房室交界区下传心室，也有同时经旁路和房室交界区下传心室的，故QRS波有宽有窄，极似室速。

4）理论上，预激综合征合并房颤属快速室上性心律失常范畴。心电图表现类似室速，因为心室除极频率快（快速房颤率可避开有"关卡作用"的房室结，循旁

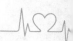

路下传心室，所以心室频率快），而且心室呈偏心性除极（因旁路多位于房室游离壁），随之心室的收缩也为偏心性（从一侧心室至另一侧心室），所以，预激综合征合并房颤患者的临床表现、处理、预后与室速并无区别！可以将其视为室速来处理，若不及时处理，可能迅速发展至室扑、室颤。

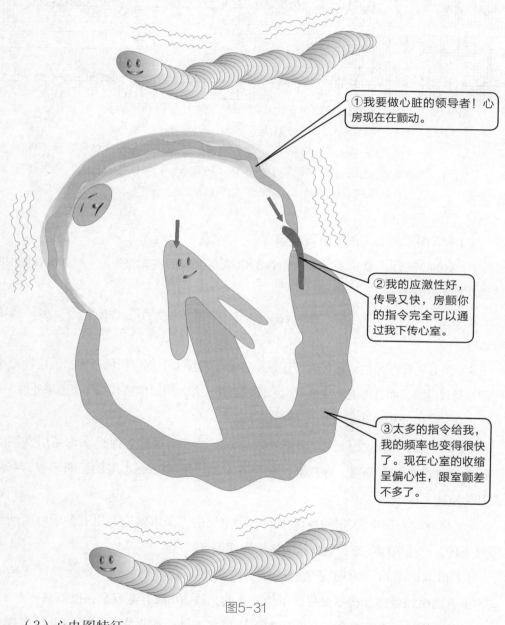

图5-31

（3）心电图特征：

1）R-R间期不等，QRS波形态多变，时而宽大、畸形，极易被误诊为室速。

2）心室率常在150~360次/min，当心室率>200次/min时患者极易发生晕厥和心源性休克。

3）R-R间期≤250ms者有发生室颤的危险，属高危患者。

2. 顺向型房室折返性心动过速（OAVRT），参见本章"阵发性室上性心动过速"内容。

3. 逆向型房室折返性心动过速（AAVRT），参见本章"阵发性室上性心动过速"内容。

（四）显性预激综合征"大伪差"的特征

显性预激综合征可被模拟，也可掩盖心室肥大、室内传导阻滞和心肌梗死的心电图改变，故显性预激综合征有"大伪差"之称。

二、房结或房希旁路（James束）预激综合征

James束预激综合征又称Lown-Ganong-Levine综合征，简称L-G-L综合征。对于是否真正存在James束仍有分歧，但确有心房-希氏束旁路（atrial-His bypass tract）的病例报道。因此，仍会用到"James束预激综合征"这个名称，不过目前已倾向于将心电图有P-R间期短而QRS波群正常者都归类于"短P-R综合征"。

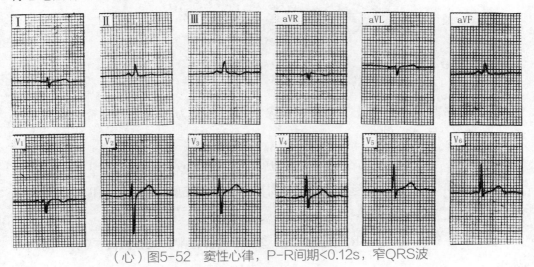

（心）图5-52　窦性心律，P-R间期<0.12s，窄QRS波

（一）看图［（心）图5-52］步骤

1. 窄的QRS波：意味着"来自室上性的电指令引起心室除极（过电）"。→心电活动和机械活动均较稳定

2. QRS波频率适中：既可以是早搏性质的，也可以是逸搏性质的，甚至什么都不是，属正常范畴。图示窦性心律。

3. 胸有成竹：不打紧！不用着急！无须立即用药！

（二）轻松分析，乐趣无穷（图5-32）

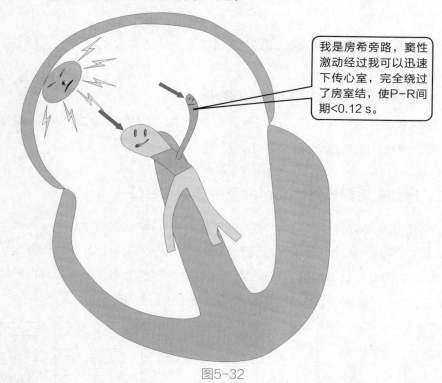

图5-32

1. 旁路起自心房，止于房室结或希氏束，称之为"房结或房希旁路"更形象、更易懂、更易记忆。

2. 心房激动，包括窦性和房性激动可部分（房结旁路）或完全（房希旁路）绕过房室结下传心室。因传导速度快，所以P-R间期较短，但心室除极顺序正常，因此QRS波正常。

3. 心电图特征：①P-R间期<0.12s。②QRS波群正常，无预激波。③P-J间期可缩短。

4. 房结或房希旁路合并AVNRT、AVRT和房颤者，心室率可能很快。

5. 临床常用洋地黄控制心室率快的房颤。若用药后房颤的心室率更快，应考虑有该种旁路存在的可能。

6. 近年研究发现，P-R间期短、无δ波的患者，并非一定有旁路，有可能是房室结过小或传导加快所致，故目前称之为"短P-R综合征"。

三、房束旁路（Mahaim束）预激综合征

多年前我们一直认为Mahaim纤维的连接方式是房室结-心室、希氏束-心室或者房室结-束支或希氏束-束支（图5-33），直到20世纪80年代有学者才真正揭示了Mahaim纤维（旁路、附加束）的本来面目：主要是起源于右房和右室游离壁且具有递减传导功能的特殊纤维，即右心房-右束支纤维（占88.5%）或右心房-右心室纤维（占11.5%）。这种连接起源于右心房游离壁，跨过三尖瓣环后，行于右心室游离壁心内膜面下浅表层至右室心尖，其末端与右束支末端或右束支末端附近的心室肌相连（极少数房束旁路在跨过三尖瓣环后直接插入右心室游离壁成为一种特殊的Kent束），见图5-34。

至今发现的房束旁路只存在于右心房与右心室之间且均不具有逆传功能，故也称其为右心房束旁路。其在三尖瓣环处的组织学特点与正常房室交界区极为相似，进入右心室后其组织学特点与右束支相似；相较于房室交界区，其传导速度更慢且不应期更短，因此适时房性早搏可能、也只能诱发出呈左束支阻滞图形的宽QRS波逆向性房室折返性心动过速，见（心）图5-53。

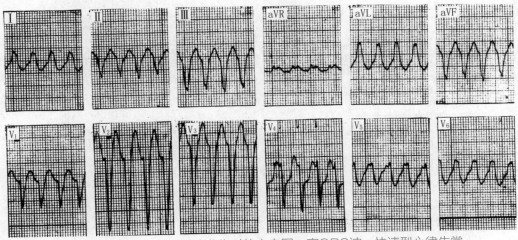

（心）图5-53　心动过速发作时的心电图。宽QRS波，快速型心律失常

（一）看图［（心）图5-53］步骤

1. 宽的QRS波：意味着"来自室性的电指令引起心室除极（过电）"。→心电

活动和机械活动均不稳定

2. 快频QRS波：意味着"主动性、抢先、早搏、快速型"性质。→有多种药物可选择

3. 胸有成竹：无论从思想上，还是从行动（治疗）上都应更加积极！因为宽QRS波的心律失常本身较危险，而且可能转变成更为恶性的心律失常。

4. 遇到这种呈左束支阻滞图形的宽QRS减心动过速，肯定会按室速来处理。不过使用利多卡因往往无效，而选用普罗帕酮、胺碘酮则可能终止心动过速。

5. 该种心动过速属于室上性心律失常范畴。这种往往被诊断为"室速"的心律失常，多见于年轻人，呈反复发作，发作时一般情况较好。

（二）轻松分析，乐趣无穷（图5-33，图5-34）

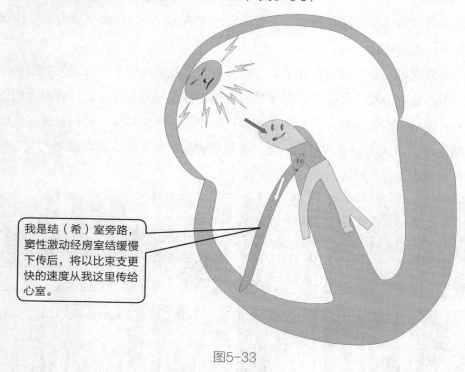

我是结（希）室旁路，窦性激动经房室结缓慢下传后，将以比束支更快的速度从我这里传给心室。

图5-33

1. 传统Mahaim型预激综合征。

（1）在各种类型的Mahaim型预激综合征病例中，该型病例数并不多，其Mahaim旁路的连接方式已于前述，结合图5-33，称之为"房结室/希室或结束/希束旁路"更形象、更易懂、更易记忆。

（2）理论上，典型心电图特点有：①P-R间期≥0.12 s。②QRS波起始部有预

激波（δ波），但较小。③QRS波群增宽、畸形，但较Kent束预激综合征者窄。④可伴有继发性ST-T改变。

（3）实际上，即使是有这种类型的Mahaim旁路存在，绝大部分患者静息状态（非心动过速发作）下的体表心电图是正常的，或者QRS波只有轻微的预激表现，表明在该种类型的病例中极少能见到典型显性预激综合征的心电图图形。

2. 房束旁路Mahaim型预激综合征。

（1）该型占比最高，绝大多数病例属这一类型，其Mahaim旁路的连接方式已于前述，结合图5-34，称为"右心房束旁路"更易记忆。

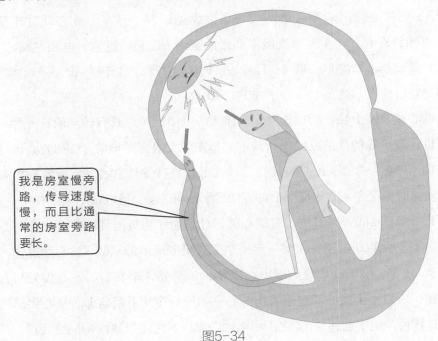

我是房室慢旁路，传导速度慢，而且比通常的房室旁路要长。

图5-34

（2）其体表心电图表现类似传统Mahaim预激综合征，窦性心律时典型心电图特点有：①P-R间期正常。②QRS波增宽、畸形，呈左束支阻滞图形。③δ波可以不存在，如有δ波亦较典型WPW综合征的δ波小。临床上，能展示典型心电图表现者不多，大多呈正常心电图，见（心）图5-54。

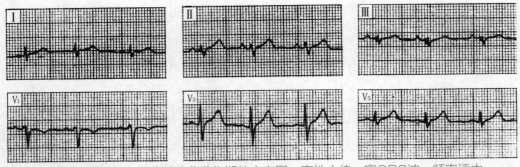

（心）图5-54　心动过速非发作期的心电图。窦性心律，窄QRS波，频率适中

（3）窦性心律时典型心电图表现虽然少见，但一旦室上性心动过速发作，体表心电图特点有：①呈左束支阻滞图形的宽QRS波心动过速，电轴左偏（一般<-30°）。②QRS波增宽但一般≤0.15s。③I导联呈R波，V1导联呈rS波。④胸导联R为主的导联出现在V4之后。⑤心率130~170次/min。见（心）图5-53。

窦性心律及室上性心动过速发作时体表心电图的特点具有较高的特异性，能为诊断提供比较可靠的证据或线索。其中，呈左束支阻滞图形的宽QRS波心动过速伴电轴左偏（一般<-30°）最具特征性，以此可以将特发性右心室室速鉴别出来，因为后者发作时也呈左束支阻滞图形的宽QRS波心动过速，但电轴不偏或右偏。

（4）因Mahaim旁路只位于右侧心脏，且只能作为折返环的前传支参与心动过速，所以室上性心动过速发作时一定呈左束支阻滞图形的宽QRS波心动过速，这是前述（3）之①、②、③表现的缘由；因Mahaim旁路末端在右心室心尖处与右束支末端连接，所以室上性心动过速发作时心室除极顺序从下朝向上、从心尖部朝向心底部，这样便产生了前述（3）之①中电轴左偏以及之④描述的特征性表现。

【问题的提出】

1. 房室旁路有房室前传功能的预激综合征合并房颤时怎样选用药物？

答：因这种情况易被误诊为室速而首选利多卡因，但往往不能终止或减慢心室率。因此应选用对房室结和旁路都有抑制的药物，即普罗帕酮。伊布利特有较高的房颤转复率，也可选用。绝对禁止使用洋地黄和维拉帕米或地尔硫䓬，因这2类药物除抑制房室结外，有可能加速旁路传导，导致心室率更快。β受体阻滞剂对旁路的抑制作用不确定，故被列为相对禁忌。美国AHA、ACC等部门联合发布的《2014年心房颤动患者管理指南》将胺碘酮、地高辛、非二氢吡啶类钙拮抗剂列为心房颤动合并预激综合征的使用禁忌证。其实，WPW合并房颤者可首选电复律。

2. 显性预激综合征合并OAVRT或AAVRT时，可不可以选用洋地黄和维拉帕米？

答：只要打断折返环路上任一结构，即可终止OAVRT或AAVRT，因此理论上普罗帕酮、胺碘酮、β受体阻滞剂、洋地黄、维拉帕米、腺苷都可用来终止这些心动过速。不过，这些心动过速有时可转变成房颤，所以如果知道患者有显性预激综合征基础，应尽量避免使用洋地黄和维拉帕米等药物。想一想这是为什么。

3. 窦性心律有显性预激综合征（房室旁路）者，心室的收缩是怎样的？

答：心电图上QRS波起始部的δ波是靠近房室旁路心室端那部分心室肌提前兴奋产生的，这便意味着该部分心肌会提前收缩；因整个QRS波后续部分是电指令经房室结下传所致的，所以整体而言，心室仍呈向心性收缩。当然，如果房室结完全不能下传电指令（Ⅲ度房室阻滞时），心室完全靠旁路下传的电指令来指挥，那此时心室的收缩将是偏心性的，即从一侧心室到另一侧心室。

4. 间歇性预激综合征与晚发室性早搏（舒张晚期的室性早搏）都是在一份心电图中间歇出现宽QRS波，之前有P波。实际上，间歇性束支阻滞也会出现类似现象。请问这3种情况如何鉴别？

答：并不复杂！以窦性心律为例，仍是比较同一份心电图中窦律P-正常QRS-T波群（正常P-QRS-T波群）与窦律P-宽QRS-T波群的P-R间期和P-J间期有无差别，从中可以得出结论，具体方法见表5-7。其原理是：间歇性完全性束支阻滞发生时，P-R间期（房室传导时间）及P-J间期（心房除极开始至心室除极结束时间）均是延长的，这不难理解。间歇性预激综合征发生时，P-R间期缩短也好理解，是心室提前兴奋所致；不过心室除极结束部分的电活动仍是经房室交界区下传心室产生的，即那一次宽QRS波开始是预激，结束部分不提前也不推迟，因此，间歇性预激综合征那次P-J间期与无预激综合征的P-J间期相等（完全预激除外）。晚发室性早搏，若其P-R间期＞正常P-R间期，理论上该晚发室性早搏是不可能发生的，因为窦律按其P-R间期已经下传心室产生窄QRS-T波群了，故晚发室性早搏的P-R间期不是真正意义上的P-R间期，而是体表心电图上波形重叠产生的。

表5-7 含有宽QRS波群的P-R间期和P-J间期与正常P-QRS-T波群相应间期比较

含有宽QRS波群的3种情况	正常P-QRS-T波群	
	正常P-R间期	正常P-J间期
晚发室性早搏*	<正常P-R间期	≠正常P-J间期
间歇性预激综合征	<正常P-R间期	=正常P-J间期
间歇性完全性束支阻滞	>正常P-R间期	>正常P-J间期

注：*晚发室性早搏的P-R间期和P-J间期仅仅是体表心电图上波形重叠现象，并非真正意义上的P-R间期和P-J间期。

5. 是不是可以这样理解：阅读心电图时，见到宽QRS波群，无论是单发，还是成串连发形成的心动过速（或节律），阅图者应想到3种可能性：室性激动，预激综合征参与的心律失常，或束支阻滞（室内差异性传导）？

答：是的。室性激动往往无相关P波，例如晚发室性早搏前的P波实际上与室性早搏无关，因此，所谓P-R间期非真正意义上的P-R间期。而预激综合征、束支阻滞（室内差异性传导）往往有相关P波。在以后的章节中还会讲到这方面的内容。

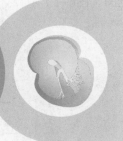

第六章
Chapter 6

缓慢型心律失常

看看被动性、逸搏、推迟、缓慢型性质是否有相近的意义？

即使我们懂得了很多快速型心律失常的相关知识，在学本章内容前，还是回顾一下正常心脏结构和正常心电图（图6-1）吧！

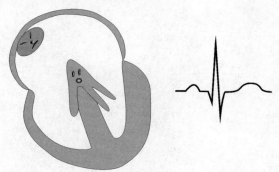

图6-1　心脏解剖简图和正常心电图

记住"干部"和"群众"的关系。因为有了正常图形作参照，才能明确心律失常是早搏抑或逸搏。别忘了：有困难找领导！

还记得抗心律失常药是用于什么类型的心律失常的吗？对，用于快速型（心率往往＞100次/min）心律失常。本章涉及的内容是缓慢型心律失常，故不能使用抗心律失常药，可用阿托品、异丙肾上腺素等药，或安装人工心脏起搏器。

快速型心律失常多是"群众"抢夺"干部"的领导地位所致
——群众想从政的欲望过于强烈。
而缓慢型心律失常的发生则问题多半出在"干部们"自身身上
——干部们的领导才能欠佳所致。

缓慢型窦性心律失常

▎重 点▏

1. 无论是快速型还是缓慢型，只要是窦性心律，都有以下共同特点：P_{II} 直立，P_{aVR} 倒置，P-R间期 ≥ 0.12s，QRS波往往呈室上性 [即正常宽度（窄）QRS波]。

2. 窦性心动过缓，心率越慢，越容易发生窦性心律不齐。

3. 心电图不能诊断 I 度和 III 度窦房传导阻滞（简称窦房阻滞，后同）。

4. 窦性停搏时，长R-R间距与短R-R间距无倍数关系；II 度 II 型窦房阻滞时，长R-R间距与短R-R间距有倍数关系。

一、窦性心动过缓（并不齐）

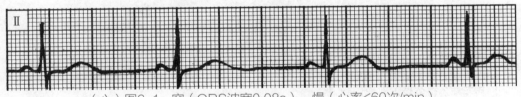

（心）图6-1 窄（QRS波宽0.08s），慢（心率<60次/min）

（一）看图 [（心）图6-1] 步骤

1. 窄QRS波：意味着"来自室上性的电指令引起心室除极（过电）"。→心电活动和机械活动均较稳定

2. 慢频率QRS波：意味着"被动性、推迟、逸搏、慢速型"性质。→不可以使用抗心律失常药

3. 胸有成竹：相对不那么着急！虽慢，但通常不会慢到心脏马上停止跳动的地步。

（二）轻松分析，乐趣无穷（图6-2）

1. 窦性心律的心率越慢，越容易发生窦性心律不齐，表现为P-P间期＞0.12s。

2. 窦性心律的心率太慢致使机体"不够用"时，其下属组织（心房、房室结、心室）将有一些相应动作，表现为逸搏或逸搏心律。

3. 心电图特点：除心率<60次/min外，余同窦性心律特点。

（1）成人P波频率<60次/min。

（2）P波规律出现，P波在Ⅰ、Ⅱ、Ⅲ、aVF、V_5导联上直立，在aVR导联上倒置。

（3）P-R间期为0.12~0.20s。

（4）合并窦性心律不齐时，同一导联上P-P间期＞0.12s。

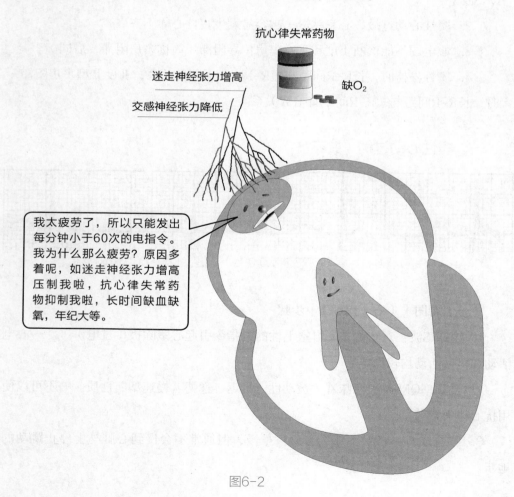

图6-2

二、窦性停搏

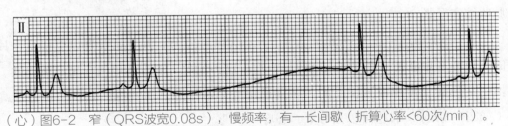

（心）图6-2 窄（QRS波宽0.08s），慢频率，有一长间歇（折算心率<60次/min）。长R-R间距与短R-R间距无倍数关系

（一）看图［（心）图6-2］步骤

1. 窄QRS波：意味着"来自室上性的电指令引起心室除极（过电）"。→心电活动和机械活动均较稳定

2. 慢频率QRS波：意味着"被动性、推迟、逸搏、慢速型"性质。→不可以使用抗心律失常药

3. 胸有成竹：相对不那么着急！但若停跳时间太长，患者发生阿-斯综合征，则应立即处理。

（二）轻松分析，乐趣无穷（图6-3）

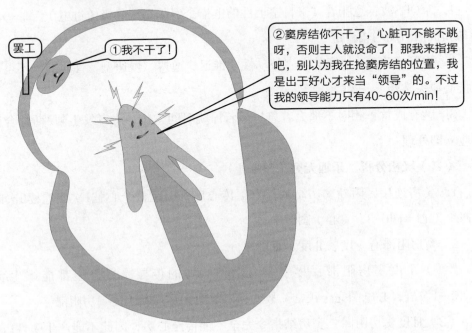

图6-3

1. 窦房结"罢工"，停止发放指令，其下属（心房、房室结和心室）得不到电指令而无除极过程，心电图上表现为一长停顿，无P-QRS-T波群，相应地也无心脏收缩和舒张。

2. 若窦房结停止发放指令时间过长，为维持生命，其下属便发放电指令，目的是使心室除极，从而保证心室收缩泵血。这种情况下产生的电指令是"被动性、推迟、逸搏、慢速型"性质的。下属逸搏点最常见的是房室结，因其自律性较高（如图6-3所示）；也可以是心室，心房较少见。

三、窦房阻滞

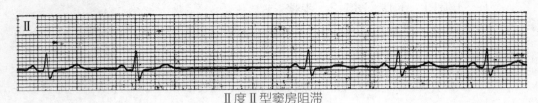

Ⅱ度Ⅱ型窦房阻滞

（心）图6-3　窄（QRS波宽0.08s），慢频率。有一长间歇（折算心率<60次/min），长R-R间距与短R-R间距有倍数关系

（一）看图［（心）图6-3］步骤

1. 窄QRS波：意味着"来自室上性的电指令引起心室除极（过电）"。→心电活动和机械活动均较稳定

2. 慢频率QRS波：意味着"被动性、推迟、逸搏、慢速型"性质。→不可以使用抗心律失常药

3. 胸有成竹：相对不那么着急！但若停跳时间太长，患者发生阿-斯综合征，则应立即处理。

（二）轻松分析，乐趣无穷（图6-4）

1. 窦房连接区阻断窦房结的指令下传心房，引起整个心脏1次或连续2次以上停搏［（心）图6-3，（心）图6-4］。

2. 窦房阻滞有Ⅰ度、Ⅱ度、Ⅲ度之分。

（1）Ⅰ度窦房阻滞：尽管窦房结到心房的传导减慢，但都能产生窦性P-QRS-T波群，心电图完全正常。故普通心电图无法诊断Ⅰ度窦房阻滞。

（2）Ⅲ度窦房阻滞：窦房结指令完全不能传至心房，因此不能产生窦性P波。

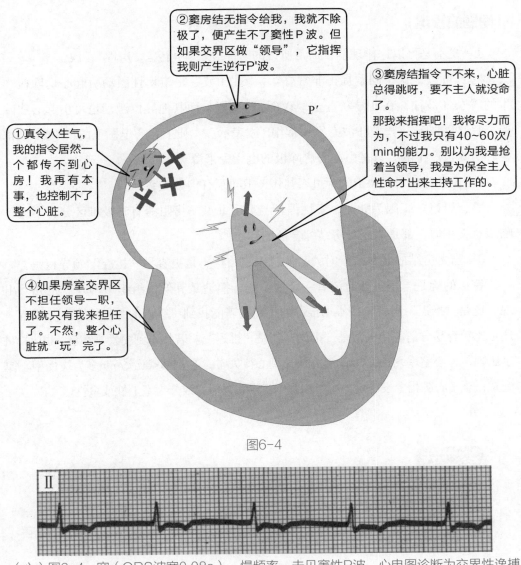

②窦房结无指令给我，我就不除极了，便产生不了窦性P波。但如果交界区做"领导"，它指挥我则产生逆行P'波。

③窦房结指令下不来，心脏总得跳呀，要不主人就没命了。那我来指挥吧！我将尽力而为，不过我只有40~60次/min的能力。别以为我是抢着当领导，我是为保全主人性命才出来主持工作的。

①真令人生气，我的指令居然一个都传不到心房！我再有本事，也控制不了整个心脏。

④如果房室交界区不担任领导一职，那就只有我来担任了。不然，整个心脏就"玩"完了。

P'

图6-4

（心）图6-4　窄（QRS波宽0.08s），慢频率，未见窦性P波。心电图诊断为交界性逸搏心律。既可以是窦性停搏，也可以是Ⅲ度窦房阻滞所致

常代之以交界性或室性逸搏（心律），也可以是房性心律，与窦性停搏极难区别。

（3）Ⅱ度窦房阻滞：部分窦性电指令不能传至心房，心电图表现为间断性窦性P-QRS-T波群消失。有Ⅰ型和Ⅱ型之分，以Ⅱ型多见。机制与Ⅱ度房室传导阻滞（莫氏Ⅱ度）相同，可参考第177页。心电图"规定"：窦性停搏时，长R-R间距与短R-R间距无倍数关系；Ⅱ度Ⅱ型窦房阻滞时，长R-R间距与短R-R间距有倍数关系。两者的心电图特征前文已述。

【问题的提出】

1. 是不是可以这样理解：通常所说的窦性P波实际上是"房性"P波？

答：可以，这个问题提得非常好。"窦性P波"是指窦性激动引起心房除极产生的P波，P波往往在Ⅱ导联直立、aVR导联倒置；而其他异位激动也可引起心房除极，只是P波形态与窦性P波有别，常用P'波表示。本质上，心电图上的P波或P'波都是心房除极产生的，只是引起心房除极的电指令来源不一而已。

2. 窦性停搏时长R-R间距可否与短R-R间距有倍数关系？

答：可以。正因为如此，窦性停搏与Ⅱ度Ⅱ型窦房阻滞有时极难区分，不过，临床意义相似，都是病态窦房结综合征的标志。

3. 当窦房结的频率减慢时，其低位组织结构不是更容易"抢夺"领导权吗？

答：的确是。不过此时读者一定要小心，搞清楚其低位组织结构是"抢先"出现，还是"推迟"出现。按本书推荐的思路，若能找到（缓慢的）窦性基本节律者，还是比较容易分清心律失常是"抢先"还是"推迟"。若找不到窦性规律者，根据"4字法则"，心室率＞100次/min多为快速型心律失常，心室率<60次/min多为缓慢型心律失常；至于心脏指令发源地，则可根据QRS波的宽窄大致分为室上性或室性。

第二节

逸搏与逸搏心律

| 重　点 |

1. 逸搏也有室上性和室性之分。室上性的逸搏包括房性、交界性，下传心室产生的QRS波往往是正常宽度的（窄的）、室上性的；室性逸搏使心室除极产生的QRS波往往是宽大、畸形的。

2. 因逸搏的产生不是"主动、抢夺"性质的，所以心率往往较慢。

3. 应对逸搏和逸搏心律不能使用抗心律失常药。

4. 逸搏（心律）以交界性最为常见，其次为室性，房性少见。

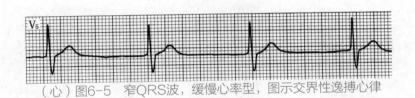

（心）图6-5　窄QRS波，缓慢心率型，图示交界性逸搏心律

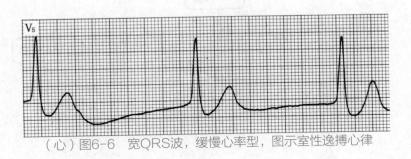

（心）图6-6　宽QRS波，缓慢心率型，图示室性逸搏心律

（一）看图〔（心）图6-5，（心）图6-6〕步骤

1. 窄的QRS波：意味着"来自室上性的电指令引起心室除极"。→心电活动和机械活动均较稳定

　　宽的QRS波：意味着"来自室性的电指令引起心室除极"。→心电活动和机械活动均不稳定

2. 慢速型QRS波：意味着"被动性、推迟、逸搏、缓慢型"性质。→不能使用抗心律失常药

3. 胸有成竹：窄QRS波的慢速型心律失常与宽QRS波的慢速型心律失常比较，前者相对更安全，后者危险性大，应积极处理。因为越是低位的逸搏点，心电越不稳定，越容易发生电静止，即心脏停搏（室性快速型心律失常心电也不稳定，但它可能会发展成为室扑、室颤等恶性快速型室性心律失常）。

（二）轻松分析，乐趣无穷（图6-5，图6-6）

1. 窦房结、房室结与心室浦肯野纤维的自律性依次为60~100次/min、40~60次/min和<40次/min，它们号称是正常心脏领导阶层的第一、第二和第三把手，正常心脏由窦房结统帅。

2. 当窦房结能力差（不能发放电指令，或发放电指令过慢，或窦性激动传出障碍）时，为保证心脏不停跳，其下属任何组织（不外乎心房、房室交界区和心室）都可以出任"心脏新的领导"。按自律性大小，最有可能充当新领导的是房室结（第一候选），其次是心室（第二候选），心房（第三候选）则少见。

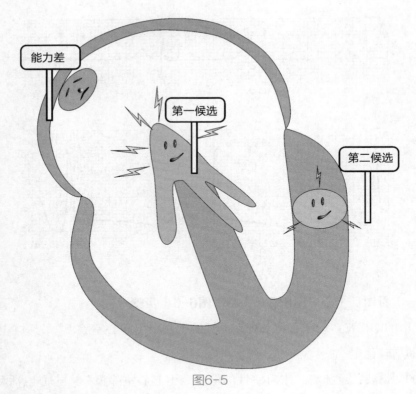

图6-5

图6-6

3. 例如，窦房结有病变时，作为第二把手的房室结将顶替它成为领导；倘若窦房结与房室结领导能力都不行（病态窦房结综合征中的双结病变），那么作为第三把手的心室将担负起领导心脏的重任。这种状况的出现，并非下一级组织抢夺上一级领导权，因此是逸搏性质的；又因它们将按本身自律性的大小发放电指令，故心（室）率通常是慢的。

4. 所以，被动性、逸搏、推迟、缓慢型性质有相近的意义。

5. 既然担任了心脏的领导，那就应指挥整体心脏的运作！房性、交界性逸搏时，电指令必须经过房室交界区才能使心室除极，整个过程与窦性心律指令下传时类似，故这2种逸搏［（心）图6-7中Ⅱ导联所示］产生的QRS波是正常宽度的（窄的）和室上性的。而室性逸搏［（心）图6-7中V_1导联及（心）图6-8所示］则是宽大、畸形的QRS波。

逸搏的发生（理论上）　　　　逸搏的发生（实际上）　　　　如窦性心律迟迟不出现，则形成××逸搏心律

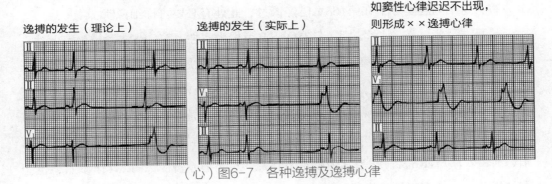

（心）图6-7　各种逸搏及逸搏心律

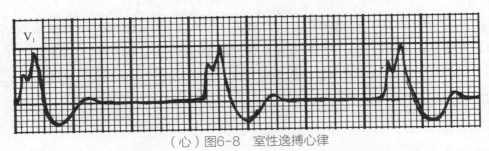

（心）图6-8　室性逸搏心律

宽QRS波，无P波，心室频率慢（40次/min）。注意：可千万不能将宽QRS波当成"室早"，若使用抗心律失常药，如利多卡因，那该逸搏点都给抑制掉了，心脏就完了。

6. 从心电图上看，室上性逸搏与室上性早搏都是窄QRS波，室性逸搏与室性早搏都是宽QRS波。必须严加区分的是：①机制不同：早搏是抢先——窦房结功能往往是好的；逸搏是推迟——窦房结功能往往不好。②治疗方式不同：早搏应使用抗

心律失常药，以确保窦房结的地位；逸搏不但不能使用抗心律失常药，还需使用提高心率的药物，以确保逸搏兴奋点继续工作。

7. 出现1次或2次逸搏者，称单发和连发逸搏，连续3次以上的逸搏形成"××逸搏心律"，因频率常<60次/min，可称之为"心动过缓"。（还记不记得连续3次以上的早搏形成什么？对，形成"××心动过速"，频率常>100次/min，也称为"××心律"。）

【问题的提出】

一份心电图中，如果有窦性心律可循，还是比较容易区分"早搏"和"逸搏"的。如果在一份心律失常心电图中，一时难以确立窦性心律，怎样才能知道是"早搏"性质还是"逸搏"性质的心律失常？

答：这个问题实际上在第168页已经谈过，此处有必要再详细说明：

（1）第1步，按"4字法则"：宽QRS波考虑为室性、窄QRS波考虑为室上性；室率<60次/min考虑为缓慢型，室率>100次/min考虑为快速型，室率为60~100次/min两者都有可能。——让你胸中有数，你正在诊治的心律失常者是否有危险？

（2）第2步，找到有规律的（哪怕只有2~3个）、清晰的P波，就当其为基本节律点，以其作参照，便可分析出是"早搏"还是"逸搏"。或者找到有规律的（哪怕只有2~3个）QRS波，就当其为基本节律点（交界性/室性），以其作参照，也会有结果。——"有困难，找领导"，即找出心脏的现任领导者。

（3）第3步，一份心电图中，有规律可循的可能不止一种形态的P波或QRS波，但反复比较后，你总会判断有无窦性P波的存在。还记得窦性P波是什么样子的吗？——最终知道基本节律是否为窦性心律。确诊窦性心律后，回过头再分析心律失常的情况就更为清晰了。

第三节

房室阻滞

| 重 点 |

1. 房室传导系统属于心脏的"领导阶层",除有发放或潜在发放电指令的作用外,还有将电指令往心室方向传导(病理状态下可逆向传导)的作用。该传导系统上任一环节都有可能发生传导障碍,只是因为正常情况下,房室结已存在"生理性延缓作用",故房室交界区最容易发生传导阻滞。

2. Ⅰ度AVB*时有房室传导延迟,但房室比例始终保持1∶1的关系。Ⅱ度AVB时有QRS波脱漏,房室比例>1∶1。Ⅲ度AVB时为房室完全阻滞,心房、心室各按自身规律活动,互不相干,因此并无"房室比例"之说,只是阅图者在同一份心电图上计算心房、心室电活动的个数时,P波的个数(频率)往往多于QRS波个数(频率)。

一、Ⅰ度房室阻滞(Ⅰ度AVB)

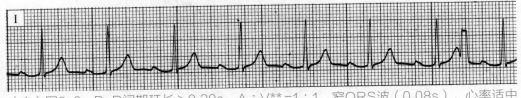

(心)图6-9 P-R间期延长>0.20s,A∶V**=1∶1,窄QRS波(0.08s),心率适中(窦性心律)

(一)看图[(心)图6-9]步骤

1. 窄QRS波:意味着"来自室上性的电指令引起心室除极(过电)"。→心电活动和机械活动均较稳定

2. QRS波频率适中:至少可以暂时不使用抗心律失常药。若是慢频率QRS波则

---

*AVB(atrioventricular block),房室阻滞。

** A:atrium,心房;V:ventricle,心室。

更不可以使用抗心律失常药，快者则可选用。

3. 胸有成竹：相对不那么着急！看清楚再做进一步处理。

（二）轻松分析，乐趣无穷（图6-7）

1. 室上性电激动（几乎所有参考书都以窦性举例）经过房室交界区时，传导速度比正常时还要慢，但始终能下传到心室，房室保持1∶1关系。

2. 心电图特征：

（1）P-R间期延长＞0.20s。

（2）每个P波后都有QRS波群，房室比例为1∶1。

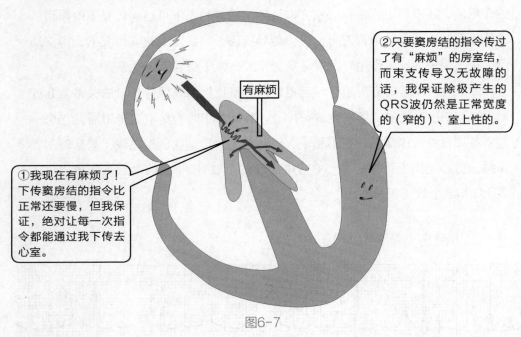

图6-7

3. 房速或房性逸搏节律时也可发生Ⅰ度AVB。你自己画一画看看！

4. 房扑和房颤时无F-R间期和f-R间期可言，即使有Ⅰ度AVB存在，靠普通心电图也无法诊断出来。

二、Ⅱ度房室阻滞（Ⅱ度AVB）

Ⅱ度Ⅰ型房室阻滞

（Ⅱ度Ⅰ型AVB、莫氏Ⅰ型、文氏现象）

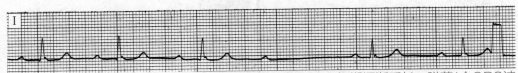

（心）图6-10　窄QRS波，心率适中（窦性心律）；P-R间期逐渐延长，脱落1个QRS波造成长R-R间距，A∶V＞1∶1

（一）看图［（心）图6-10］步骤

1. 窄QRS波：意味着"来自室上性的电指令引起心室除极（过电）"。→心电活动和机械活动均较稳定

2. QRS波频率适中：至少可以暂时不使用抗心律失常药。因间断出现长间歇，故有慢频率QRS波倾向，更不可以使用抗心律失常药。

3. 胸有成竹：相对不那么着急！看清楚再做进一步处理。

（二）轻松分析，乐趣无穷

1. n个室上性电激动（几乎所有参考书都以窦性举例）经过房室交界区时，传导速度一次比一次慢（P-R间期逐渐延长），最终有一次在房室结内受阻，造成房室比例＞1∶1，为n∶（n-1），周而复始出现（图6-8）。

2. 心电图特征：

（1）P-R间期逐渐延长，直至脱漏1个QRS波。

（2）R-R间期逐渐缩短，直至脱漏1个QRS波时造成一长R-R间期。

（3）心室脱漏造成的长R-R间期小于任何2个P-P（或R-R）间期之和。

（4）心室脱漏后第1个R-R间期是所有短R-R间期中最长的，而其P-R间期往往正常或接近正常。

3. 房速或房性逸搏节律时也可发生Ⅱ度Ⅰ型AVB。你自己画一画看看！

4. 房扑和房颤时无F-R间期和f-R间期可言，即使有Ⅱ度Ⅰ型AVB存在，靠普通心电图也难以诊断出来。

5. 最为困扰的问题：既然P-P间期恒定、P-R间期逐渐延长，R-R间期应该逐渐延长才对，为什么R–R间期逐渐缩短呢？

因P–P间期固定，故P–R间期延长幅度逐渐减小是导致R–R间期逐渐缩短的关键。看完（心）图6-11后明白了吗？

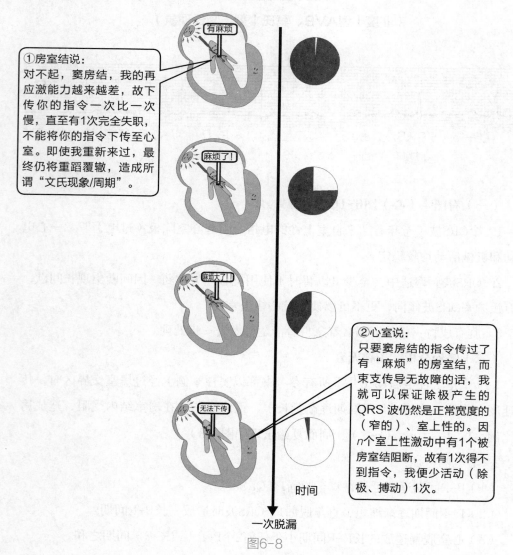

①房室结说：
对不起，窦房结，我的再应激能力越来越差，故下传你的指令一次比一次慢，直至有1次完全失职，不能将你的指令下传至心室。即使我重新来过，最终仍将重蹈覆辙，造成所谓"文氏现象/周期"。

②心室说：
只要窦房结的指令传过了有"麻烦"的房室结，而束支传导无故障的话，我就可以保证除极产生的QRS波仍然是正常宽度的（窄的）、室上性的。因n个室上性激动中有1个被房室结阻断，故有1次得不到指令，我便少活动（除极、搏动）1次。

时间

一次脱漏

图6-8

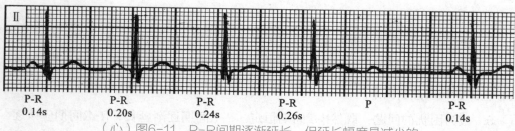

P-R
0.14s　　　P-R
0.20s　　　P-R
0.24s　　　P-R
0.26s　　　P　　　P-R
0.14s

（心）图6-11　P-R间期逐渐延长，但延长幅度是减少的

6. Ⅱ度Ⅰ型AVB的病变主要发生在房室结，是房室结相对不应期延长所致，阻滞位置高且大多数病例呈可逆性。

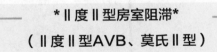

Ⅱ度Ⅱ型房室阻滞
（Ⅱ度Ⅱ型AVB、莫氏Ⅱ型）

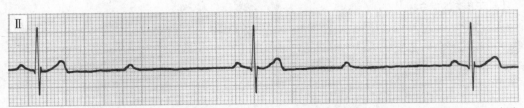

（心）图6-12　窄QRS波，心率慢（窦性心律）；下传P-R间期固定，脱落1个QRS波造成长R-R间距，A：V＞1：1

（一）看图［（心）图6-12］步骤

1. 窄QRS波：意味着"来自室上性的电指令引起心室除极（过电）"。→心电活动和机械活动均较稳定

2. QRS波频率慢，不可以使用抗心律失常药。

3. 胸有成竹：相对不那么着急！看清楚再做进一步处理；若心室率太慢，则必须立即处理。

（二）轻松分析，乐趣无穷

1. 室上性电激动（几乎所有参考书都以窦性举例）经过房室交界区时，房室交界区说不下传即不下传心室（无P-R间期逐渐延长现象），结果造成房室比例＞1：1（图6-9）。

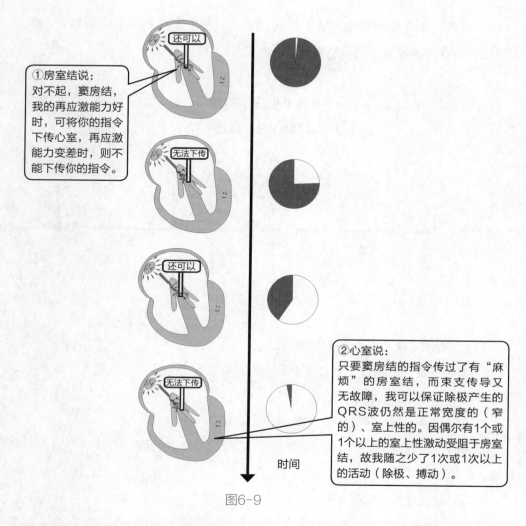

①房室结说：
对不起，窦房结，我的再应激能力好时，可将你的指令下传心室，再应激能力变差时，则不能下传你的指令。

②心室说：
只要窦房结的指令传过了有"麻烦"的房室结，而束支传导又无故障，我可以保证除极产生的QRS波仍然是正常宽度的（窄的）、室上性的。因偶尔有1个或1个以上的室上性激动受阻于房室结，故我随之少了1次或1次以上的活动（除极、搏动）。

时间

图6-9

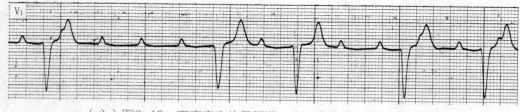

（心）图6-13　高度房室传导阻滞。有一半以上P波未下传心室

2. 心电图特征：

（1）下传心室的P-R间期固定，可正常或延长。

（2）在同源性P波中有一个或占总数一半以下的P波未下传心室。

3. 房速或房性逸搏节律时也可能发生Ⅱ度Ⅱ型AVB。你自己画一画看看！

4. 房扑和房颤时无F-R间期和f-R间期可言，即使有Ⅱ度Ⅱ型AVB存在，靠普通心电图也难以诊断出来。

5. 在同源性P波中有占总数一半以上的P波未下传心室者称"高度房室阻滞"[（心）图6-13]。

6. Ⅱ度Ⅱ型AVB的病变几乎都发生在希浦系统（希氏束、左右束支及浦肯野纤维网），是这些组织的绝对不应期显著延长所致，阻滞位置低且往往呈不可逆性，易进展为Ⅲ度AVB。

三、Ⅲ度房室阻滞（Ⅲ度AVB）

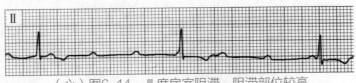

（心）图6-14　Ⅲ度房室阻滞，阻滞部位较高

窄QRS波（0.08s），慢频率（心率<60次/min）；AV各自有其规律性，A：V>1：1

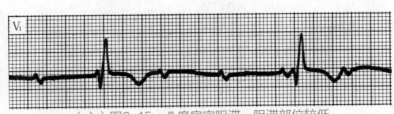

（心）图6-15　Ⅲ度房室阻滞，阻滞部位较低

宽QRS波（≥0.12s），慢频率（心率<40次/min）；AV各自有其规律性，A：V>1：1

（一）看图［（心）图6-14，（心）图6-15］步骤

1. 慢频率QRS波：意味着"被动性、推迟、逸搏、慢速型"性质。→不可以使用抗心律失常药

2. （心）图6-14中，窄QRS波且室率≥40次/min：意味着"来自室上性的电指令引起心室除极（过电）"。→心电活动和机械活动均相对稳定，须提高警觉性但不必过分着急！

3. （心）图6-15中，宽QRS波且室率<40次/min：意味着"来自室性的电指令引起心室除极（过电）"。→心电活动和机械活动均不稳定，必须高度警惕，尽早处理。

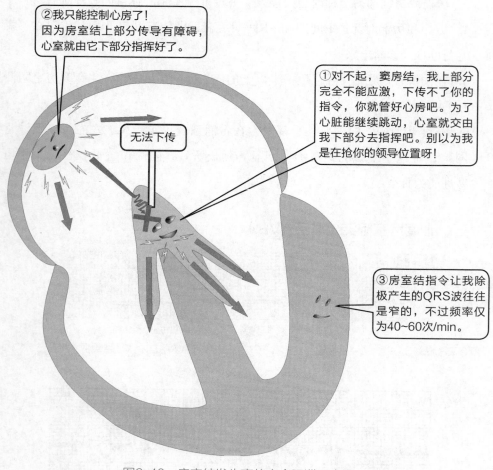

图6-10　房室结发生高位完全阻滞示意图

（二）轻松分析，乐趣无穷

1. Ⅲ度AVB即完全性房室阻滞。心室只能由阻滞部位以下的另一逸搏兴奋点来指挥。阻滞部位高（图6-10）时，可由房室结来指挥心室，产生的QRS波是窄的，频率为40~60次/min，心室收缩呈向心性；阻滞部位低（图6-11）时，只能由心室（或浦肯野纤维）来指挥心室，产生的QRS波是宽的，频率<40次/min，心室收缩多呈偏心性。

2. 在缓慢型心律失常中，慢型室性心律失常危险性比慢型室上性心律失常的危险性高，这主要与心电活动和机械活动不稳定有关，只不过"心电不稳定性"指的是室性逸搏可能随时"停跳"。

3. 临床上室性早搏多见，室性逸搏少见，但共同点都是宽QRS波。因此，见到

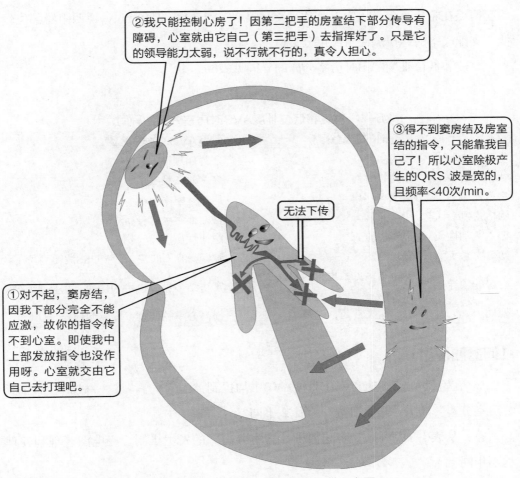

图6-11 房室结发生低位完全阻滞示意图

宽QRS波不能只想到室性早搏，否则处理时可能酿成大错。

4. 心电图特点：

（1）P波与QRS波无关，各自有其规律性，即房室分离；心房率＞心室率。

（2）如QRS波时限正常，频率为40~60次/min，说明阻滞部位较高，支配心室

准确的说法：见到宽QRS波时，多考虑为室性异位搏动，

既可以是室性早搏，也可以是室性逸搏。

简单的区分方法：往往早搏频率较快，逸搏频率较慢。

的起搏点在希氏束分叉以上；如QRS波时限增宽，频率<40次/min，说明阻滞部位较低，支配心室的起搏点在希氏束分叉以下。

室速和低位Ⅲ度AVB时房室分离的异同见表6-1。

表6-1　室速和低位Ⅲ度AVB时房室分离的异同

	室速时的房室分离	Ⅲ度AVB时房室分离
生理性/病理性	多为生理性	多为病理性
暂时性/永久性	多为暂时性	多为永久性
房室比例	室率 > 房率	房率 > 室率
QRS波频率	快，通常 > 100次/min	慢，通常 < 40~60次/min
心室激动性质	早搏性质	逸搏性质
QRS波宽度	宽QRS波	宽QRS波（低位）、窄QRS波（高位）
心房的领导	窦房结多见，也可为房速、房扑或房颤	窦房结多见，也可为房速、房扑或房颤
处理	抗心律失常药，电复律	提高心率的药物，安装起搏器

【问题的提出】

1. 在室性心动过速和低位Ⅲ度AVB中均提到"房室分离"这一概念。那么此"房室分离"和彼"房室分离"有什么不同？

答：从表6-1中可以知晓这两种"房室分离"的发生机制、心电图表现和处理均不相同。

2. 房速、房扑或房颤也可以合并Ⅲ度AVB吗？心电图会是什么表现呢？

答：这一疑问之所以被提出来，主要原因可能是：①课堂上、参考书中几乎都是以窦性心律来讲解传导阻滞的发生，初学者只做到了"看图识字"，而不能举一反三。②阅读心电图时，没有养成先画出心脏简图的习惯。③对与心律失常相关的一些基础知识理解不透彻。若按本书推荐的"从上至下""等级概念""班长举例""心室重要性"等思路来分析心律失常，问题就会迎刃而解。我们不妨先看看房颤合并Ⅲ度AVB是怎么回事。

房颤心电图表现的由来：心房异己分子（房颤）抢夺窦房结领导权，使心房除极频率高达350~600次/min→但占领心房是不够的，心房异己分子势必要去支配心脏最重要的心室→因此必须经过心房、心室"电"联系的唯一通道，即房室结→房室结有关卡作用→房颤的部分电指令下传心室→心室除极产生正常宽度的QRS波→最大特点是R-R间期不等〔（心）图6-16〕。

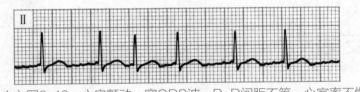

（心）图6-16　心房颤动，窄QRS波，R-R间距不等，心室率不慢

房颤合并Ⅲ度AVB时心电图表现的机制：Ⅲ度AVB时因房室间"电"联系的唯一通道已完全断开→350~600次/min的房颤电激动全部不能下传心室→但心室还得要跳啊！否则人就没命了。于是心室推举一逸搏兴奋点支撑着心脏→心室除极产生宽QRS波，且频率缓慢，R-R间期相等〔（心）图6-17〕。简单地说，就是在看到高频f波的同时，室率缓慢且R-R间期等距（通常房颤时R-R间期绝对不等）。

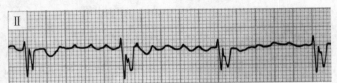

（心）图6-17　心房颤动并Ⅲ度AVB（低位），宽QRS波，R-R间距相等，心室率慢

读者自己想想看，房速、房扑合并Ⅲ度AVB时，心电图又会如何呢？

3. 同是Ⅲ度AVB，是不是下位逸搏点在房室交界区者安全性高于下位逸搏点在心室者？

答：是。下位逸搏点在房室交界区者，QRS波往往是正常宽度（窄）的，频率为40~60次/min（也许这种心室率在安静状态下暂时已够用了），最重要的是交界区的起搏稳定性相对较好。反之，下位逸搏点在心室者，QRS波往往是宽的，频率<40次/min（心室或浦肯野纤维自律性就这么高，对患者而言，无论是在安静状态还是在活动状态下，这种心室率肯定不够用），最重要的是心室起搏稳定性差，说停就停，所以危险性大，遇到这种Ⅲ度AVB时应提高警觉性，积极迅速处理。还记不记得前面章节中提到过：越低位的起搏点，心电越不稳定。其意义在于：快速型心律失常中，室性早搏可发展成室扑、室颤；缓慢型心律失常中，室性逸搏"说不行就不行"的。

第四节

束支阻滞

| 重 点 |

1. 发生在希氏束分叉以下束支的传导障碍，称为束支阻滞，主要包括左束支和右束支阻滞。因束支行走于心室内，故也称为心室内传导障碍（intraventricular conduction defect）。

2. 简要回顾正常心室的除极（过电）过程。

电指令经过希氏束后兵分两路，沿左束支和右束支（图6-12）迅速下传心室：

（1）粗短的左束支在室间隔中部发出细分支，故整个心室最早得到电指令并除极的部位是室间隔左侧中下1/3处，心电向右侧及心尖扩布，产生V_1导联上的r波、V_5导联上的q波。

（2）之后，左、右束支上的电指令经浦肯野纤维网使左右室的心内膜面几乎同时开始除极，心电向心外膜扩布。

（3）左室肌较右室肌厚，当右室除极完毕后，有相当部分的左室肌仍在继续除极，直至结束，终末心电向量向左，故产生V_1导联上的S波、V_5导联上的R波〔（心）图6-18〕。

3. 能理解心电向量的概念固然是件好事，若不明白也不要紧。记住：向着记录电极正极（+）的电偶（心电向量），在心电图相对导联上表现为向上的R波；反之则为向下的Q波、S波或QS波。这样记忆，相信你会明白正常V_1和V_5导联上QRS主波方向恰好相反的原因。因为左室肌厚，心电除极自心内膜向心外膜，最终整体心室的除极向量是朝着V_5导联的正极（+）的。

4. 如上述，正常情况下左、右束支传导的电指令几乎同时开始激动两侧心室（左束支略早一点）。若一侧传导时间较对侧延迟0.04s以上，延迟侧心肌即由对侧激动通过室间隔心肌来兴奋，产生宽大并有挫折的QRS波群。束支阻滞时心电图改变主要表现在胸导联上，故应先记住正常心电图V_1、V_2和V_5、V_6导联上QRS波的形态。

5. 再进一步剖析左束支分支的分布范围及左室的除极过程。

左束支穿出室间隔膜部后，主要分为2支：①左前分支，展开的传导纤维网分布于左室间隔前上部及左室前壁和侧壁，除极综合向量偏向左上方。②左后分支，展开的传导纤维网分布于左室间隔后下部及左室下壁和后壁，除极综合向量偏向右下方。当发生任一分支阻滞时，相应肌肉除极延迟。

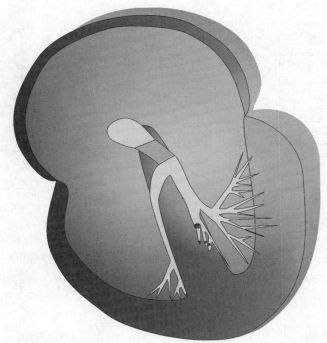

图6-12 左、右束支的走行及分布示意图

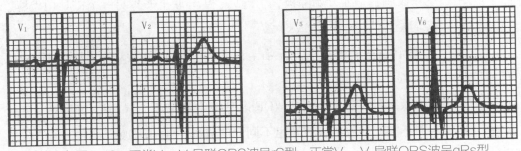

（心）图6-18 正常V_1、V_2导联QRS波呈rS型，正常V_5、V_6导联QRS波呈qRs型

一、完全性右束支阻滞（CRBBB*）

（一）看图［（心）图6-19］步骤

1. 宽QRS波：意味着"来自室性的电指令引起心室除极（过电）"→心电活动和机械活动均不稳定

2. QRS波频率适中：意味着"正常""早搏"或"逸搏"性质的心律失常都有可能→至少可以暂时不使用抗心律失常药

3. 胸有成竹：乍看起来，确需提高警觉性。仔细阅图方发现为窦性心律，无须处理。原来是虚惊一场！

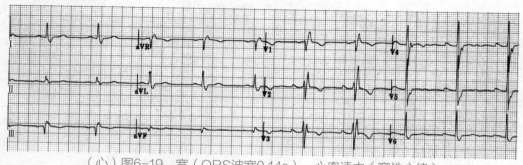

（心）图6-19 宽（QRS波宽0.14s），心率适中（窦性心律）

（二）轻松分析，乐趣无穷（图6-13）

1. 虽然发生完全性右束支阻滞，但左侧未受影响，所以室间隔左侧中下1/3处仍是整个心室最早除极的部位，心电向量从左指向右，故在V_1导联上有一个r波（r波宽度≤40ms）、V_5导联上产生一个"中隔"q波。

2. 左心室通过左束支正常除极，因而在V_1、V_2导联上产生S波，V_5、V_6导联上产生R波。

3. 左心室除极后右室才开始除极，引起V_1、V_2导联上产生另一个R波（R'波或r'波），V_5、V_6导联上产生一个S（或s）波。

4. 正因为整个心室除极是从左至右、跨过室间隔，电激动在普通心肌上传导，耗时多，所以QRS波增宽。

5. 因心室除极线路与正常不同，故QRS波形态与正常者有异，称为畸变。

6. 除极线路不同，导致复极线路也不同，造成继发性ST-T改变。

---

* CRBBB（complete right bundle branch block），完全性右束支传导阻滞

7. 心电图特点：

（1）V_1导联QRS波呈rSR'型，R'>r；V_5、V_6导联QRS波呈qRs型或Rs型，s波宽钝。

（2）Ⅰ导联有终末宽钝S波，aVR导联有终末宽钝的R波。

（3）QRS波群时限≥0.12s。

（4）继发性ST-T改变：T波与QRS波主波方向相反。

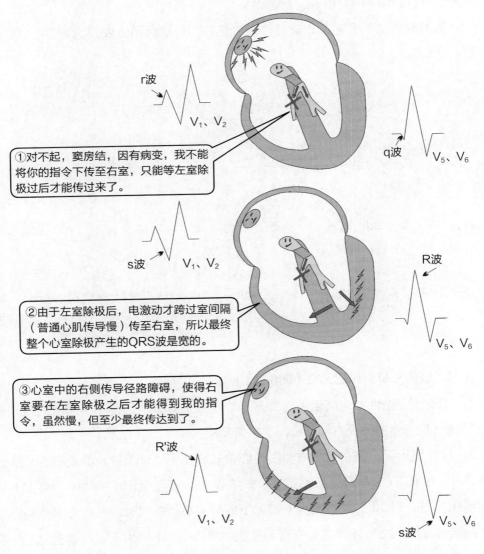

图6-13

二、完全性左束支阻滞（CLBBB*）

（一）看图［（心）图6-20］步骤

1. 宽QRS波：意味着"来自室性的电指令引起心室除极（过电）"→心电活动和机械活动均不稳定

2. QRS波频率适中：意味着"正常""早搏"或"逸搏"性质的心律失常都有可能→至少可以暂时不使用抗心律失常药

3. 胸有成竹：乍看起来，确需提高警觉性。仔细阅图方发现为窦性心律，无须处理。原来是虚惊一场！

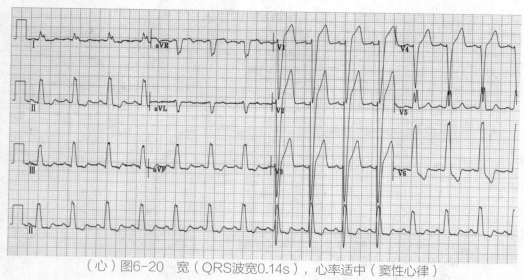

（心）图6-20　宽（QRS波宽0.14s），心率适中（窦性心律）

（二）轻松分析，乐趣无穷（图6-14）

1. 当发生完全性左束支阻滞时，整个心室最早除极的部位不再是室间隔左侧中下1/3处，而是自室间隔右侧开始，往左侧除极。

2. 这种情形下，窦房结（或非窦性心律时其他室上性节律）的电指令只能通过希氏束-右束支-浦肯野纤维网扩布，使右室先除极（见图6-14A中右束支上标注的箭头和图6-14B中标注在右室心腔靠下方的箭头）；同时，右侧心室激动穿过室间隔进入左心室之后才使左心室开始除极（见图6-14B标注在室间隔上向左的箭头），直至左心室除极完毕（见图6-14C），这个过程是电指令在左侧心室的普通

---

* CLBBB（complete left bundle branch block），完全性左束支传导阻滞。

心肌间的传导和激动过程，传导缓慢且耗时多，因此QRS波增宽；又因QRS波形态与正常者有异，故称为畸变。

3. 因心室除极线路和方式，尤其是左心室呈肌间传导和除极，与正常情况下左心室由心内膜向心外膜除极过程不同，所以，整个心室除极之后的复极过程也与正常状态不同，造成继发性ST-T改变。

4. 位于胸腔纵隔的实体心脏，相对位置是右心室居前，左心室居后。当存在

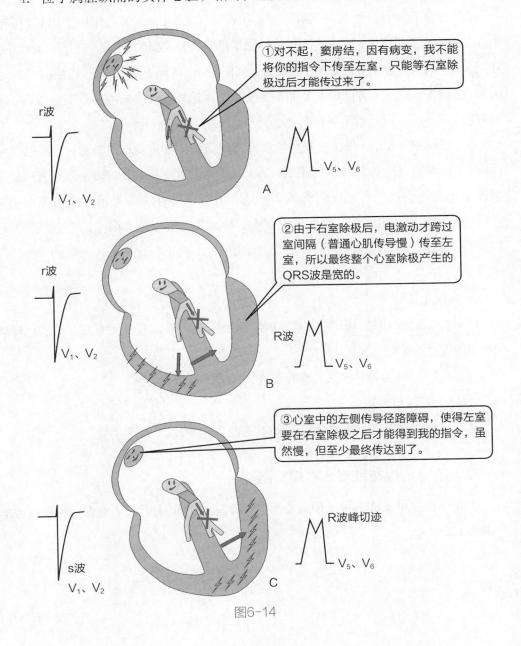

图6-14

完全性左束支阻滞时，心室除极从右心室开始，沿室间隔向左心室扩布，整个心室的除极向量是从右前侧指向左后侧的（图6-14是二维平面图，其中，图6-14B标注在室间隔上向左的箭头和图6-14C标注在左心室腔内向左的箭头，实际方向是朝向左后的）。因心室除极向量背离V_1和V_2导联，并朝向左胸V_5、V_6导联和肢体Ⅰ、aVL导联，所以，V_1和V_2导联上宽QRS波呈QS型，S波粗顿；V_5、V_6、Ⅰ、aVL导联上宽QRS波呈R型，R波可呈顿挫、平顶、双峰等，其前无q波，其后无s波。

5. 理论上，完全性左束支阻滞时V_1和V_2导联无r波，但实际工作中仍有较多机会在这2个导联上见到r波，使V_1和V_2导联呈rS型而非典型的QS型，这是V_1和V_2导联还可以记录右心室向前除极的向量所致，如图6-14B所示。尽管有r波存在，但r波的宽度常<20~30ms（类似于"胚胎型r波"），这种r波的幅度通常不会太高，而且对应的V_5、V_6、Ⅰ、aVL导联上几乎看不到q波。

6. 1988年，Kindwall在判断呈类左束支阻滞图形的宽QRS波心动过速是否为室速的5条标准中有一条是这样描述的：若V_1或V_2导联的r波时限>30ms，则有可能是室速而不是室上速伴左束支阻滞或室上速伴差异性传导（参见第五章第三节中的"室性心动过速"内容）。由此可以推理，典型完全性左束支阻滞的心电图，即使V_1和V_2导联呈rS型，但r波时限一定<30ms或呈直上直下、几乎不占时间的"胚胎型r波"。

7. 心电图特点：

（1）V_5、V_6导联出现R波增宽、顶峰粗钝或有切迹，其前无q波；V_1、V_2导联呈rS或QS型，S波宽而深。

（2）Ⅰ、aVL导联R波宽大或有切迹，I导联R波前无q波。

（3）QRS波群时限≥0.12s。

（4）继发性ST-T改变：T波与QRS波主波方向相反。

三、不完全性左束支或右束支阻滞

不完全性左束支或右束支阻滞心电图形似完全性束支阻滞心电图，但QRS波群时限≤0.12s。

四、左前分支阻滞（LAH*）

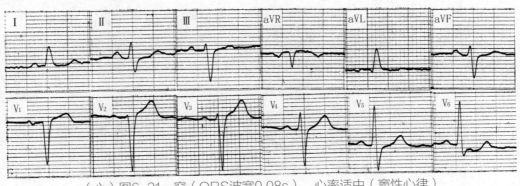

（心）图6-21　窄（QRS波宽0.08s），心率适中（窦性心律）

（一）看图 [（心）图6-21] 步骤

1. 窄QRS波：意味着"来自室上性的电指令引起心室除极"→心电活动和机械活动均较稳定

2. QRS波频率适中：意味着"正常""早搏"或"逸搏"性质的心律失常都有可能→至少可以暂时不使用抗心律失常药

3. 胸有成竹：不用着急，慢慢来！

（二）轻松分析，乐趣无穷

1. 正常左右心室差不多同时开始除极。左前分支阻滞时略有不同，右室与左后分支相应区域的左室差不多同时开始除极，电激动通过浦肯野纤维网传导，其余左室部分（左前分支相应区域）则稍后除极，因此整个心室除极产生的QRS波仍是正常宽度的或略增宽，ST-T改变也不大。

2. 如上述，左室先是室间隔后下部、左室后壁和下壁开始除极，产生的心电向量向下、向右，导致 I 、aVL导联上出现 q 波， II 、 III 、aVF导联上出现 r 波；之后室间隔前上部、左室前壁和侧壁除极，终末向量向左上，使 II 、 III 、aVF导联上QRS波群有深的S波， I 、aVL导联上有R波，电轴左偏。

3. 心电图特点：

（1） I 、aVL导联呈qR型，$R_{aVL} > R_I$。

（2） II 、 III 、aVF导联呈rS型，$S_{III} > S_{II}$。

---

* LAH（left anterior hemiblock），左前分支阻滞。

（3）电轴左偏-45°～-90°。

（4）QRS波群时限<0.12s，T波常直立。

4. 因左前分支走行或分布的关系，前壁心肌梗死时易出现左前分支阻滞。

5. 想想看，左前分支阻滞时，心室是怎样收缩的？对，整体心室仍呈向心性收缩，只不过左室前壁、侧壁收缩动作稍迟些。

五、左后分支阻滞（LPH*）

（一）看图［（心）图6-22］步骤

1. 窄QRS波：意味着"来自室上性的电指令引起心室除极"→心电活动和机械活动均较稳定

2. QRS波频率适中：意味着"正常""早搏"或"逸搏"性质的心律失常都有可能→至少可以暂时不使用抗心律失常药

3. 胸有成竹：不用着急，慢慢来！

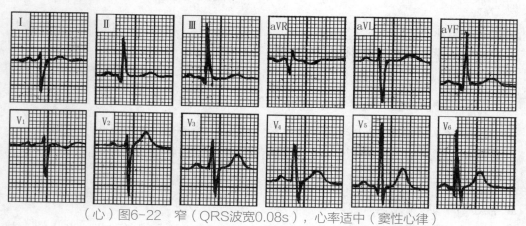

（心）图6-22 窄（QRS波宽0.08s），心率适中（窦性心律）

（二）轻松分析，乐趣无穷

1. 左后分支阻滞时，左室的除极过程恰与左前分支阻滞时的过程相反，此处不再赘述。读者自己画一下就会明白的。临床上左后分支阻滞相对少见。

2. 心电图特点：

（1）Ⅰ、aVL导联呈rS型。

（2）Ⅱ、Ⅲ、aVF导联呈qR型。

---

* LPH（left posterior hemiblock），左后分支阻滞。

（3）电轴右偏+90°~+120°。

（4）QRS波群时限<0.12s，T波常直立。

六、双分（束）支和三分（束）支阻滞

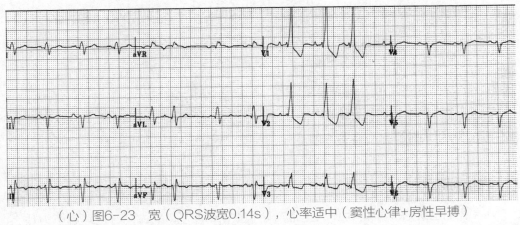

（心）图6-23 宽（QRS波宽0.14s），心率适中（窦性心律+房性早搏）

（一）看图［（心）图6-23］步骤

1. 宽QRS波：意味着"来自室性的电指令引起心室除极"→心电活动和机械活动均不稳定

2. QRS波频率适中：意味着"正常""早搏"或"逸搏"性质的心律失常都有可能→至少可以暂时不使用抗心律失常药

3. 胸有成竹：初看起来，确需提高警觉性。仔细阅图方发现为窦性心律，暂无须特殊处理。原来是虚惊一场！

4. 本例心电图诊断：①CRBBB+LAH→双分（束）支传导阻滞；②偶发房性早搏。

（二）轻松分析，乐趣无穷

1. 多数情况下，双分支阻滞指CRBBB合并左侧分支之一的阻滞（多为LAH），表明传至心室的3条主要通道中有2条已发生完全性传导阻滞。而三分支阻滞往往指CRBBB+LAH+左后分支传导延缓（P-R间期延长），遇到该种情形时，从心电图上很难将其与CRBBB+LAH+Ⅰ度AVB（传导延缓不在左后分支，而是在房室交界区）区别开；若继续发展成LPH，则心电图上表现为Ⅲ度AVB。

2. 双束支或三束支阻滞程度不同，以不同形式组合时将出现较为复杂的心电

图表现，如单纯一侧束支阻滞的图形、交替出现左右束支阻滞图形、Ⅰ度房室阻滞合并右束支阻滞和左前分支阻滞图形等。

 小测试 ▶

几乎所有心电图参考书都是在窦性心律的情况下讲解束支阻滞的，想想看：

原本窦性心律时存在束支阻滞者，

并发其他心律失常时，QRS波会是什么样子？

读到第七章时，你会有答案的。

【问题的提出】

1. 我们已理解并牢记为什么正常V$_1$导联上QRS波呈rS型，同时也理解了为什么完全性右束支或左束支阻滞时，V$_1$导联上QRS波分别呈rsR'型（主波向上）或rS型/QS型（主波向下）。试问V$_1$导联上QRS波主波方向向上（以R波为主）还见于哪些情况？

答：问得好！V$_1$导联上QRS波主波方向向上见于：①完全性右束支阻滞。②右心室肥厚。③A型预激综合征。④正后壁心肌梗死。⑤左中间隔支分支阻滞。⑥右位心。⑦心脏极度逆时针转位。⑧室间隔肥厚。⑨先天性骨骼肌病变在心脏的表现。⑩正常人偶尔也可见到。记牢了正常V$_1$导联上QRS波的形态，一旦遇到不同便立即形成条件反射，依次进行鉴别。

2. 我们经常听到左前分支或左后分支阻滞，很少听到左中间隔分支阻滞，是怎么回事？

答：通常左束支分为左前分支和左后分支，但有些人在左前、后分支之间还有一支，称为左中间隔支。目前尚无诊断左中（间）隔支阻滞的心电图标准，通常有以下表现：①V$_1$~V$_3$导联（甚至在V$_{3R}$~V$_{4R}$导联）上QRS波主波方向向上，呈R或Rs型。②V$_5$~V$_6$导联上无 q 波。③R$_{V2}$ > R$_{V6}$。

◉ 第五节

从束支阻滞导致QRS波形态改变中得到的启示

| 重 点 |

1. 从一次窦性激动，使原本就有一侧束支完全阻滞的心室除极一次的过程中展开联想，你将更进一步理解室性早搏、室上性激动伴（室内）差异性传导、预激综合征、起搏器心电图中心室除极产生宽QRS波的机制。

2. 以上各种情况下心室除极的过程，可以理解为"偏心性心室激动"，即电除极是从一侧心室开始，通过室间隔到另一侧心室，这样才完成一次心室除极过程。与正常情况下左、右心室差不多同时开始除极的过程完全不同。

一、完全性左、右束支阻滞时QRS波的形态回顾

1. 完全性右束支阻滞（CRBBB）时［（心）图6-24］：

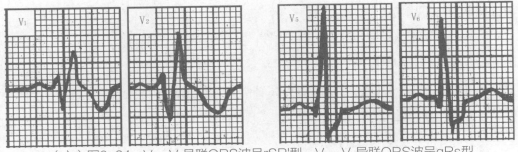

（心）图6-24　V_1、V_2导联QRS波呈rSR'型，V_5、V_6导联QRS波呈qRs型

2. 完全性左束支阻滞（CLBBB）时［（心）图6-25］：

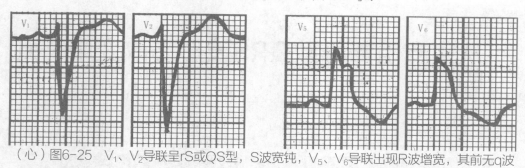

（心）图6-25　V₁、V₂导联呈rS或QS型，S波宽钝，V₅、V₆导联出现R波增宽，其前无q波

二、房性早搏伴差异性传导（差传型房性早搏）

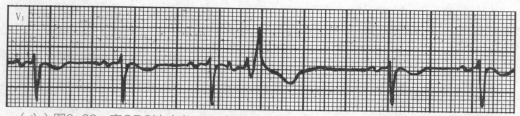

（心）图6-26　宽QRS波（宽0.14s）早搏。基础心率适中（窦性心律）且为窄QRS波

（一）看图［（心）图6-26］步骤

1. 宽QRS波：意味着"来自室性的电指令引起心室除极（过电）"→心电活动和机械活动均不稳定

2. 提前的宽QRS波：意味着"主动性、抢先、早搏、快速型"性质。→可以使用抗心律失常药

3. 胸有成竹：初看起来，确需提高警觉性。仔细阅图方发现为房早伴差异性传导，无须作紧急处理。

（二）轻松分析，乐趣无穷（图6-15）

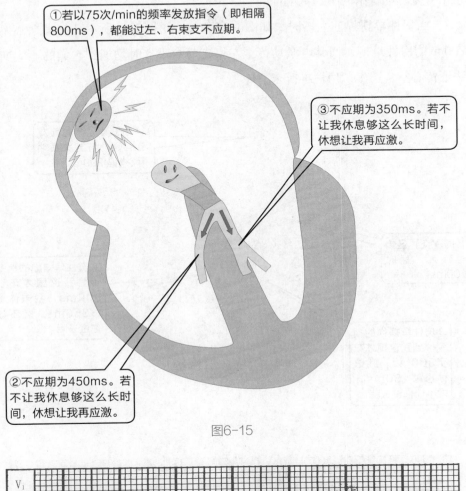

①若以75次/min的频率发放指令（即相隔800ms），都能过左、右束支不应期。

③不应期为350ms。若不让我休息够这么长时间，休想让我再应激。

②不应期为450ms。若不让我休息够这么长时间，休想让我再应激。

图6-15

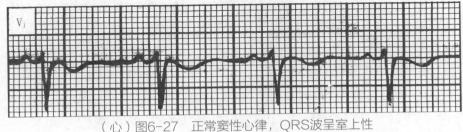

（心）图6-27　正常窦性心律，QRS波呈室上性

1. 心脏各组织不应期并非一致，左右束支也不例外，2/3正常人的右束支不应期长于左束支不应期。

2. 如（心）图6-27所示：假设左、右束支不应期分别为350ms和450ms，电激动经房室交界区耗时100ms。那么，正常窦性心律在60~100次/min范围内（对应周长为1 000~600ms），每一次窦性心律下传时都能过左、右束支的不应期，产生的QRS波是正常宽度的（窄的）、室上性的。

3. 当房性早搏提前太多时，如图6-16和（心）图6-28所示，与窦性心律相隔仅200ms的房性早搏，当其电激动传至左束支与右束支时均遇到它们的不应期，故无法下传心室，产生"房性早搏未下传"。

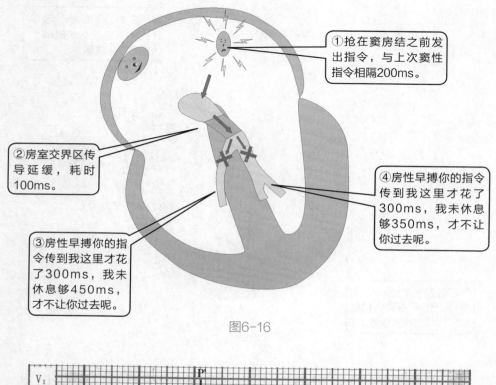

①抢在窦房结之前发出指令，与上次窦性指令相隔200ms。

②房室交界区传导延缓，耗时100ms。

④房性早搏你的指令传到我这里才花了300ms，我未休息够350ms，才不让你过去呢。

③房性早搏你的指令传到我这里才花了300ms，我未休息够450ms，才不让你过去呢。

图6-16

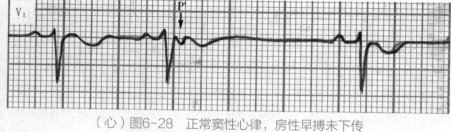

（心）图6-28　正常窦性心律，房性早搏未下传

4. 当房性早搏提前不多时，如（心）图6-29所示，与窦性心律相隔400ms的房性早搏，当其电激动传至左束支与右束支时均过了它们的不应期，故可下传心室，即为通常所见的窄QRS波的房性早搏。

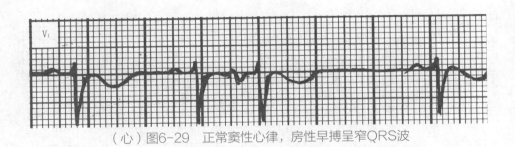

（心）图6-29　正常窦性心律，房性早搏呈窄QRS波

5. 若刚好有一与窦性心律相隔仅280ms的房性早搏，其电激动经房室交界区耗时100ms，下传过程中遇到右束支不应期，电激动只得通过左束支下传心室使左室先除极，之后右室才除极。此过程与CRBBB时心室除极过程类似，所以该房性早搏引起心室除极产生宽QRS波，称"差传型房性早搏"，见图6-17和（心）图6-30。

6. 同样的道理，所有室上性心律失常，如房速、房扑、房颤等，都有可能出现这种现象，虽是室上性心律失常，但产生的QRS波是宽的。一不小心就被误诊为室性心律失常。如（心）图6-31所示，心动过速发作时从宽QRS波自动转变为窄QRS波，前者是功能性束支阻滞（即差异性传导）所致。

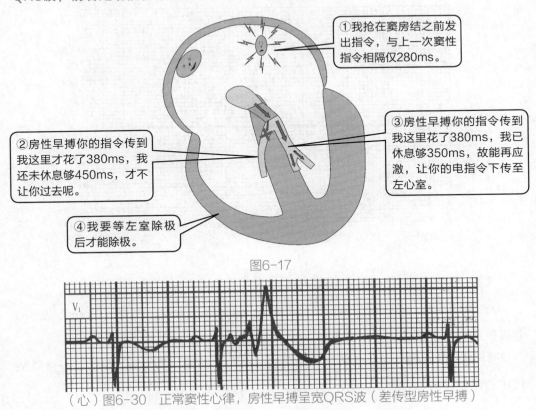

①我抢在窦房结之前发出指令，与上一次窦性指令相隔仅280ms。

②房性早搏你的指令传到我这里才花了380ms，我还未休息够450ms，才不让你过去呢。

③房性早搏你的指令传到我这里花了380ms，我已休息够350ms，故能再应激，让你的电指令下传至左心室。

④我要等左室除极后才能除极。

图6-17

（心）图6-30　正常窦性心律，房性早搏呈宽QRS波（差传型房性早搏）

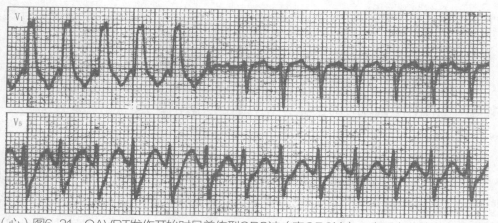

（心）图6-31　OAVRT发作开始时呈差传型QRS波（宽QRS波），之后自动转为窄QRS波

三、从室性早搏QRS波的形态，推测室性早搏的来源

（一）从V_1导联上室性早搏QRS波的形态，推测室性早搏是左室源性或右室源性

1. 左室起源的室性早搏。

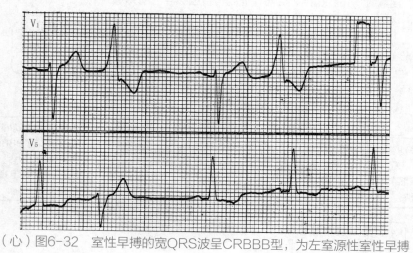

（心）图6-32　室性早搏的宽QRS波呈CRBBB型，为左室源性室性早搏

（1）看图［（心）图6-32］步骤。

1）宽QRS波：意味着"来自室性的电指令引起心室除极（过电）"→心电活动和机械活动均不稳定

2）提前的宽QRS波：意味着"主动性、抢先、早搏、快速型"性质。→可以使用抗心律失常药

3）胸有成竹：左室源性室早，需提高警觉性！防止恶性心律失常发生。

（2）轻松分析，乐趣无穷（图6-18）。

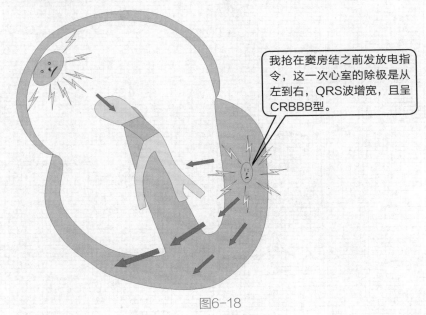

图6-18

1）左室异己分子先使左室肌肉除极，然后电激动跨过室间隔去指挥右室肌肉除极。这一次心室的除极过程，是不是与"完全性右室束支阻滞"时心室除极过程类似？所以，左室源性室早其QRS波呈CRBBB型。

2）反之，若以后见到的室性早搏其QRS波形态为CRBBB型者，可以估计室性早搏起源于左室。

2. 右室起源的室性早搏。

（1）看图［（心）图6-33］步骤。

1）宽QRS波：意味着"来自室性的电指令引起心室除极（过电）"→心电活动和机械活动均不稳定

2）提前的宽QRS波：意味着"主动性、抢先、早搏、快速型"性质。→可以使用抗心律失常药

3）胸有成竹：相对左室源性室性早搏而言，右室源性室性早搏可能相对多见于无器质性心脏病者，当然仍须密切观察。

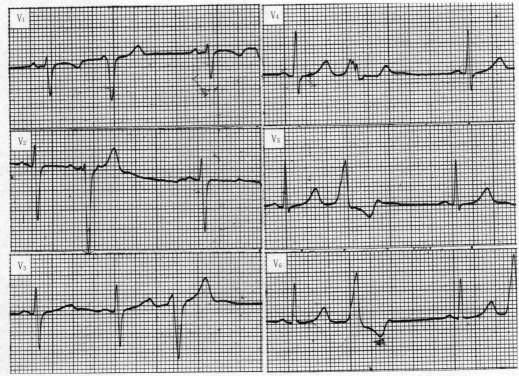

（心）图6-33　室性早搏的宽QRS波呈CLBBB型，为右室源性室性早搏

（2）轻松分析，乐趣无穷。

1）右室异己分子先使右室肌肉除极，然后电激动跨过室间隔去指挥左室肌肉除极。这一次心室的除极过程，是不是与"完全性左室束支阻滞"时心室除极过程类似？所以，右室源性室性早搏其QRS波呈"CLBBB"型，见图6-19和（心）图6-33。

2）反之，若以后见到的室性早搏其QRS波形态为CLBBB型者，可以估计室性早搏起源于右室。

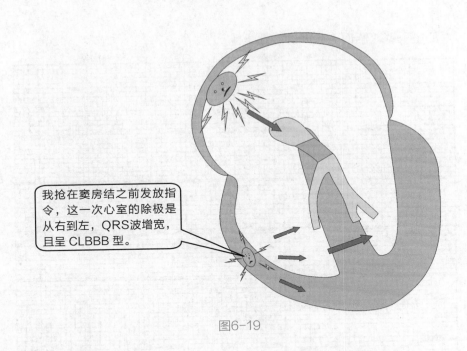

图6-19

（二）从Ⅱ、Ⅲ、aVF导联上室性早搏QRS波形态，推测室性早搏是下壁源性或心底源性

1. 心室下壁（膈面）起源的室性早搏。

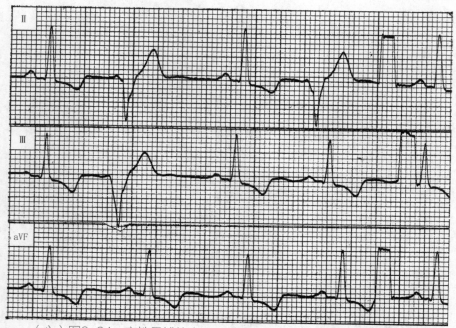

（心）图6-34　室性早搏的宽QRS波呈LAH型，为下壁源性室性早搏

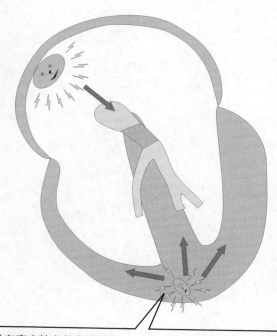

我抢在窦房结之前发放指令，这一次心室的除极是从下到上，产生的心电向量向上，背离Ⅱ、Ⅲ、aVF导联的正极，故在这些导联上QRS波主波方向向下。

图6-20

（1）看图［（心）图6-34］步骤。

1）宽QRS波：意味着"来自室性的电指令引起心室除极（过电）"→心电活动和机械活动均不稳定

2）提前的宽QRS波：意味着"主动性、抢先、早搏、快速型"性质。→可以使用抗心律失常药

3）胸有成竹：心室下壁源性室性早搏，需提高警觉性！防止恶性心律失常发生。

（2）轻松分析，乐趣无穷。

1）心室异己分子先使心室膈面部肌肉除极，然后电激动朝上扩布，最后是心底部的肌肉除极。这一次心室的除极过程，是不是与"左前分支阻滞"时心室除极过程类似？所以，在Ⅱ、Ⅲ、aVF导联上记录到主波向下的S波，见图6-20和（心）图6-34。

2）反之，若在Ⅱ、Ⅲ、aVF导联上见到主波方向向下的室性早搏，可以估计其起源于心室膈面。

2. 心室流出道（心底部）起源的室性早搏。

（1）看图［（心）图6-35］步骤。

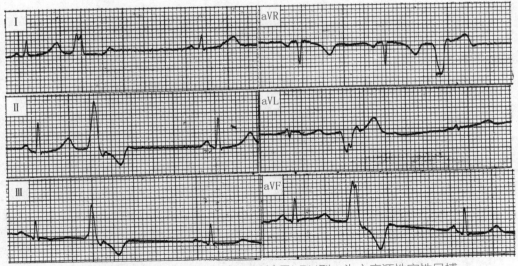

（心）图6-35 室性早搏的宽QRS波呈LPH型，为心底源性室性早搏

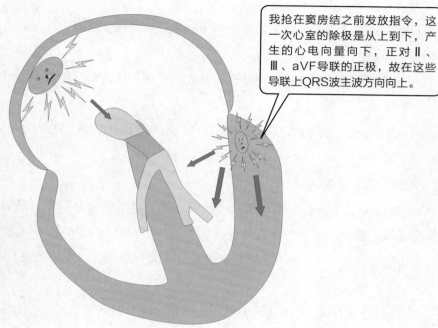

图6-21

1）宽QRS波：意味着"来自室性的电指令引起心室除极（过电）"→心电活动和机械活动均不稳定

2）提前的宽QRS波：意味着"主动性、抢先、早搏、快速型"性质。→可以使用抗心律失常药

3）胸有成竹：心室流出道室性早搏。需提高警觉性！防止恶性心律失常发生。

（2）轻松分析，乐趣无穷。

1）心室异己分子先使心底部肌肉除极，然后电激动朝下扩布，最后是心室膈面部肌肉除极。这一次心室的除极过程，是不是与"左后分支阻滞"时心室除极过程类似？所以，在Ⅱ、Ⅲ、aVF导联上记录到主波方向向上的R波，见图6-21和（心）图6-35。

2）反之，若在Ⅱ、Ⅲ、aVF导联上见到主波方向向上的室性早搏，可以估计室性早搏起源于心室流出道。

（三）其他

1. 结合胸导联与肢体导联上室早的QRS波形态，可更进一步推测出室性早搏来源于左室的上部分或下部分，或者右室的上部分或下部分，见（心）图6-36和（心）图6-37。

2. 相同的道理，在缓慢型心律失常中，根据心电图上室性逸搏QRS波形态，也可推测室性逸搏点大概来自哪里。

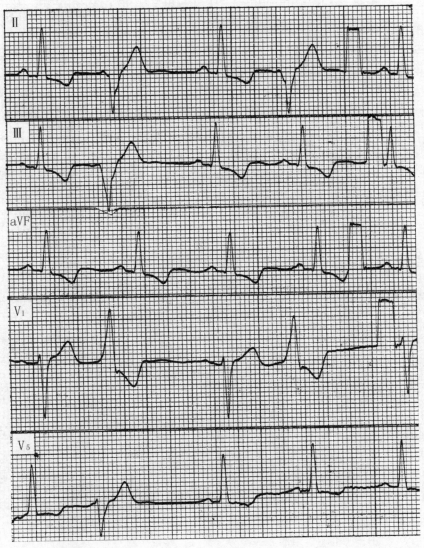

（心）图6-36 室性早搏呈CRBBB型（胸导联）、LAH型（肢体导联），故考虑为左室膈源性室性早搏

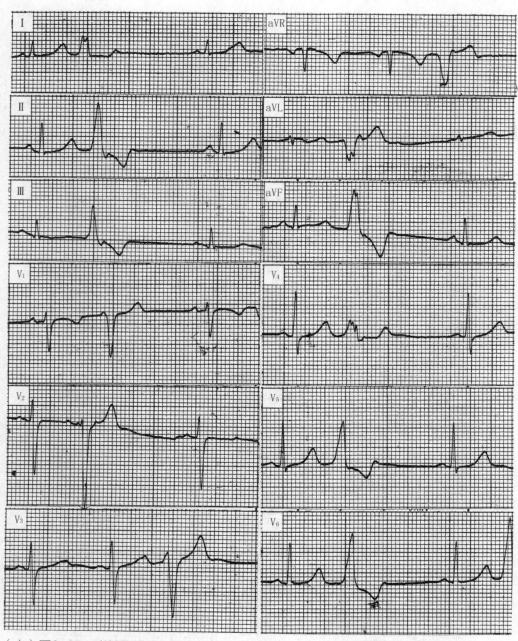

（心）图6-37　室性早搏呈CLBBB型（胸导联）、LPH型（肢体导联），故考虑为右室流
　　　　　出道源性室性早搏

四、对预激综合征宽QRS波形态的解释

1. 左侧房室旁路者，心室除极最早开始于左侧，有向右侧心室除极的趋势，似乎与"右束支阻滞"时的心室除极类似，故V_1、V_2导联的QRS波主波方向向上，呈类CRBBB型，如（心）图6-38所示。

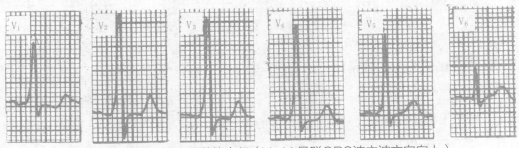

（心）图6-38　A型预激综合征（V_1~V_6导联QRS波主波方向向上）

2. 有右侧房室旁路时，心室除极最早开始于右侧，有向左侧心室除极的趋势，似乎与"左束支阻滞"时的心室除极类似，故V_1、V_2导联的QRS波主波方向向下，呈类CLBBB型，如（心）图6-39所示。

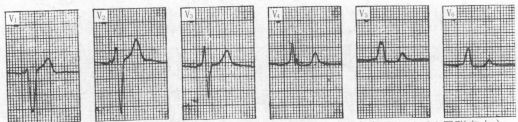

（心）图6-39　B型预激综合征（V_1、V_2导联QRS波主波方向向下，V_4~V_6导联向上）

3. Mahaim旁路预激综合征发作室上性心动过速时，QRS波群呈左束支阻滞型的宽QRS波。因为Mahaim旁路只位于右侧心脏，又只能作为前传支参与室上性心动过速发作，故呈CLBBB型，参见（心）图5-53。

五、起搏器心电图中QRS波的形态

目前基本上没有将起搏器电极直接安置在左室心内膜面的方法。

1. 起搏器电极置于右室时QRS波形态〔（心）图6-40〕：

起搏器电极通常置于右室心尖（过去）或右室流出道（现在），由外源性电

脉冲指挥心室除极，是不是好像右室中有一异位起搏点？！所以，起搏脉冲后的宽QRS波呈"左束支阻滞"型：V₁导联上呈rS型。

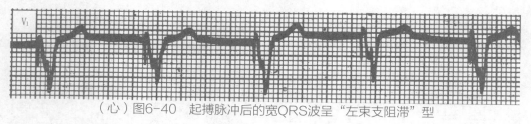

（心）图6-40　起搏脉冲后的宽QRS波呈"左束支阻滞"型

2. 起搏电极置于右房时的QRS波形态［（心）图6-41］：

是不是好像心房中有一异位起搏点？！若心脏原本无束支阻滞，那么，起搏脉冲后有P'波、P'-R间期，之后有正常宽度的QRS波。

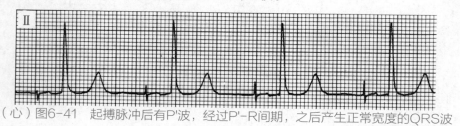

（心）图6-41　起搏脉冲后有P'波，经过P'-R间期，之后产生正常宽度的QRS波

3. 双腔起搏（右房+右室）时，QRS波又会是什么样呢［（心）图6-42］？

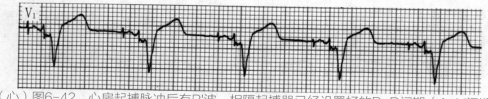

（心）图6-42　心房起搏脉冲后有P'波，相隔起搏器已经设置好的P-R间期（A-V间期）之后，心室起搏脉冲后有呈"左束支阻滞"型的宽QRS波

【问题的提出】

1. 右室心尖部或右室流出道起搏，在肢体导联上QRS波有什么不同？

答：略（请读者参照书中P220-P221页内容自己想一想）。

2. 是否可以这样理解，只要是宽QRS波，都可以将其分为CRBBB型或CLBBB型？

答：可以。

3. 在讲到宽QRS波呈左或右束支传导阻滞图形时，似乎大多数情况下都只看V₁/V₂导联，以该导联上QRS波形态来确定是CRBBB型或CLBBB型，而较少看V₅/V₆导联或V_1/V_2、V_5/V_6导联同时参考。是这样的吗？

答：的确如此。对于宽QRS波，V_1/V_2导联主波向上为主者，则为CRBBB型；V_1/V_2导联主波向下为主者，则为CLBBB型。在右室起搏的起搏器心电图中，你可以看到V_1/V_2导联上QRS波主波方向肯定向下，而在V_5、V_6导联上的QRS波，有的病例是向上，有的则是向下。知道是什么原因吗？想一想。

4. 既然束支阻滞、室性早搏、差异性传导型房性早搏、预激综合征、起搏器心电图中心室的除极过程呈"偏心性心室激动"，那么这些情况下心室的收缩是否也是呈"偏心性"呢？危险性怎样？

答：非常好的问题！回答是肯定的，即心室电除极呈偏心性，那么随后心室的机械收缩也是呈"偏心性"的，但以上各情况的危险性有所不同。①室性早搏：心电活动和机械活动均不稳定，故应高度警惕，以防止更恶性的室性心律失常发生。②束支阻滞时：虽然机械活动不像正常心室那样呈"向心性"，因往往是室上性激动下传心室，故心电活动是相对稳定的。③差异性传导型房性早搏、预激综合征和安装了心室起搏器者，与束支阻滞者类似，即机械活动可能不如正常心室那样呈"向心性"收缩，但心电活动是相对稳定的。

5. 是否可以这样理解：相对机械活动而言，心律失常的危险程度更多取决于心电是否稳定？

答：可以。

第六节

病态窦房结综合征

|重　点|

1. 既然窦房结是心脏特殊心肌中的一分子，当其发生病变时，其他的特殊心肌，如房室结、左右束支等都可能发生病变。

2. 理解病态窦房结综合征时，我们不能局限于窦房结的病变，而应"放眼"心脏的整个传导系统。

一、定义

病态窦房结综合征简称"病窦综合征"，或"3S综合征"。病窦综合征是窦房结和其周围组织的病变，导致冲动形成和/或传导障碍，产生一系列心律失常，由此而引起重要器官急、慢性供血不足表现的临床综合征。

二、什么是窦房结周围的组织

1. 还记得第一章中，我们是怎样定位窦房结的吗？

对，窦房结是正常心脏至高无上的统帅。

2. 怎样理解窦房结"周围的组织"呢？

（1）狭义的概念：心房。因为最靠近窦房结的心脏组织即心房。

（2）广义的概念：心房、心室、房室传导系统。心房、心室、房室传导系统都在窦房结的领导之下，故都是其周围组织。

理解病窦综合征，不能局限于窦房结上，也不能只有"慢"的概念，要将眼光放得更开阔些。因为很多病因可导致窦房结功能障碍，当然也可引起心脏其他组织的病变。这样便不难理解，为什么病窦综合征中还会有房室结的病变和快速型心律失常出现。

三、病窦综合征的"3大类"心电图表现和形成机制

1. 窦房结病变是最基本的表现。心电图表现为窦性心动过缓、窦性停搏或窦房阻滞［（心）图6-43，（心）图6-44，（心）图6-45］。其中，窦性心动过缓出现最早，最常见，但对诊断病窦综合征最无特异性。

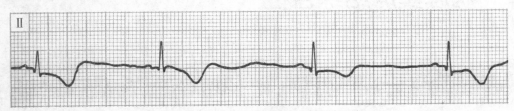

（心）图6-43　窦性心动过缓并不齐

窄（QRS波宽0.08s），慢（频率48次/min）

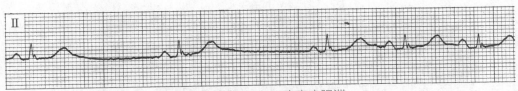

（心）图6-44　Ⅱ度窦房阻滞

窄（QRS波宽0.08s），慢（频率<60次/min），有长P-P（R-R）间歇。长P-P（R-R）间期与短P-P（R-R）间期之间有倍数关系

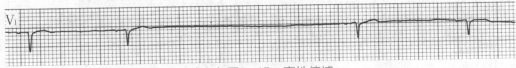

（心）图6-45　窦性停搏

窄（QRS波宽0.08s），慢（频率<60次/min），有长P-P（R-R）间歇。长P-P（R-R）间期与短P-P（R-R）间期之间无倍数关系

2. 逸搏（或逸搏节律）的发生。严重窦房结病变导致长间歇，作为保护性机制，逸搏将出现。其中，交界性逸搏［（心）图6-46］最常见，其次是室性逸搏［（心）图6-47］，房性逸搏［（心）图6-48］相对少见。

3. 快速型心律失常。各种快速型心律失常均可发生，以房颤［（心）图6-49］最常见，也可见室上速、房扑甚至室速等。当缓慢型与快速型心律失常交替出现时，称"心动过缓-过速综合征"。

按本书推荐的"从上至下""等级概念""班长举例"等思路来分析心律失常，当窦房结功能低下时，其下位组织的兴奋点似乎应是逸搏性质的。不过，因病窦综合征是临床综合征，心房等其他组织的病变可与窦房结病变同时存在，所以病窦综合征中出现的快速型心律失常与缓慢型心律失常并非因果关系，两者为合并存在的关系。

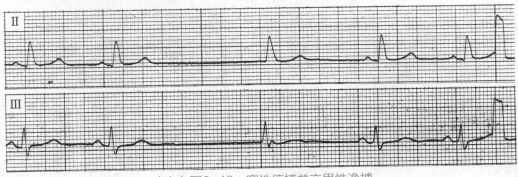

（心）图6-46　窦性停搏并交界性逸搏

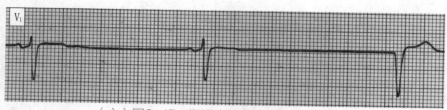

（心）图6-47　严重窦性心动过缓并室性逸搏

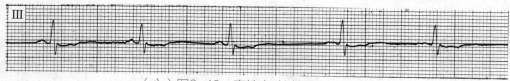

（心）图6-48　窦性心动过缓并房性逸搏

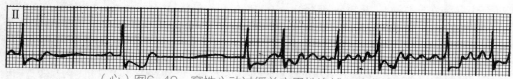

（心）图6-49　窦性心动过缓并交界性逸搏，阵发性房颤

四、临床分型

1. 单纯窦房结病变型：病变局限于窦房结。

（心脏的第一把手功能发生故障）

2. 双结病变型：窦房结病变+房室结病变。

（心脏的第一、第二把手功能都发生故障）

3. 慢-快综合征型：窦房结病变+快速型心律失常。

（整个心脏，包括特殊心肌和普通心肌都发生了病变）

还记不记得前面章节提到过：普通心肌病变多发生快速型心律失常，

特殊心肌病变多发生缓慢型心律失常！

4. 全传导束病变型：从窦房结到束支，整个传导系统都有病变，少见。

（心脏整个领导阶层都有故障）

五、几点说明

1. 临床上，"双结病变型"与"慢-快综合征型"可同时存在，见（心）图6-50。

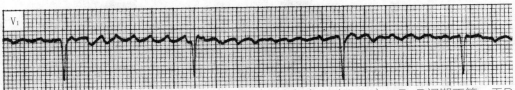

（心）图6-50　窄（QRS波宽0.08s），慢（心室频率42次/min）。R-R间期不等，无P波，可见f波

说明：这是一份房颤的心电图。在未使用抗心律失常药的情况下，心室率仅为42次/min，暗示房室结的传导功能不佳。如果你知道该病例曾经有过严重窦性心动过缓或窦性停搏、窦房阻滞的表现，你可以诊断为"病窦综合征，双结病变型+慢-快综合征型"。如果你不知道其过去的情况，仅有目前这份缓慢室率型房颤的心电图，那么诊断"病窦综合征"则是推断性的。

2. 正常房室结有传导/潜在起搏双重功能。当房室结发生病变时，有的病例仅表现为传导障碍，有的病例仅表现为潜在起搏功能障碍，有的病例则是双重功能均发生障碍，如（心）图6-51所示。

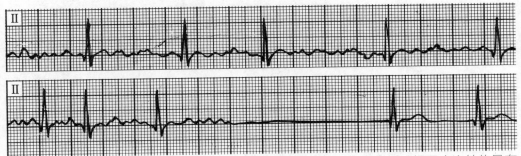

（心）图6-51　阵发性房颤发作时，在未用任何药物情况下心室率慢，提示房室结传导有问题。而当房颤自动终止时出现长间歇，说明窦房结功能差。其次，当窦房结病变不能起搏时，作为保护性机制，交界区应适时逸搏，图中逸搏却迟迟才出现（或首先出现的是室性逸搏），提示房室结起搏功能不行

3. 若房性早搏后较长间歇才出现窦性起搏，或首先出现的是逸搏（交界性、室性或房性），均提示窦房结功能低下，如（心）图6-52所示。

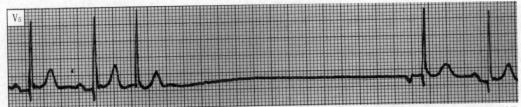

（心）图6-52　连发房早（第2个P'未下传）后约2.8s才出现交界性逸搏伴房室传导延迟（P'-R＞0.12s）或房性逸搏，提示双结病变（窦房结及房室交界区起搏功能均差）

4. 对于慢-快综合征型病例，最佳的治疗方法是：在安装临时或永久性心脏起搏器的基础上使用抗心律失常药，以保证其安全。

5. 了解临床分型对正确选择起搏器类型有帮助。理论上，如单纯窦房结病变型，安装AAI型即可；双结病变型，安装VVI型或DDD型都行。

6. 部分慢-快综合征型病例，临床最终发展成为永久型房颤。只要房室结的传导功能好，发展到该阶段的病窦综合征病例，理论上可以不用安装人工心脏起搏器。你明白其中的含义吗?

【问题的提出】

1. 病窦综合征主要靠心电检查（心电图）来诊断，是吗?

答：是。病窦综合征虽然是一个临床综合征，但主要靠心电图来诊断。

2. "临床上接诊持续性房颤患者，其中部分可能是'病窦综合征—缓-快综合征型'发展到持续型房颤阶段的患者"，是否可以这样理解?

答：可以。因病窦综合征患者最早的表现是窦缓，临床表现并无特异性，也不一定能捕捉到阵发性房颤发作时的情况。当患者就诊时，可能早已表现为持续性房颤了。

3. 单纯房室结有病变，能否诊断为病窦综合征?

答：不能。从临床分型中可以看出，各型病窦综合征的诊断内容都包含窦房结基本病变这一项。

第七节

起搏器心电图

| 重 点 |

1. 临床医生，若申请常规体表心电图来检测起搏器（感知和起搏）功能是否正常，或已安装起搏器患者因任何原因必须做心电图检查时，申请者务必注明患者所装起搏器的类型（VVI、DDD/DDDR、ICD、CRT/CRT-D等），以便

分析。

2. 心电图室工作者在阅读起搏心电图时，务必先获得起搏器工作类型的信息，否则将无法判断起搏器功能的好坏。

3. 现阶段，常用的起搏器是DDD/DDDR型双腔起搏器，对于永久型房性心律失常（如房性心动过速、心房扑动和心房颤动伴缓慢心室率）的患者，仍可安装VVIR型单腔起搏器。ICD（implantable cardioverter defibrillator，植入型心律转复除颤器）兼具起搏和除颤两种功能。CRT（心脏再同步治疗起搏器）能明显改善伴有LBBB心力衰竭患者的临床表现。因兼具心脏同步治疗和除颤防猝死两种功能，所以CRT-D（植入式再同步治疗心律转复除颤器）进一步改善了伴有LBBB心力衰竭患者的临床预后。

起搏器，仍是目前治疗缓慢型心律失常主要的，甚至是唯一的相对长期有效的手段。初始的起搏器是起搏心房（AOO/AAI）或起搏心室（VOO/VVI）的单腔起搏器，心房与心室的收缩呈不协调状态。双腔起搏器（DDD）和兼有频率应答功能双腔起搏器（DDDR）的相继问世，使房室顺序起搏的同时频率也可以随机体需求在一定范围内增减成为可能，从而更符合心脏的生理特性和人体的生理需求。随着科学技术的发展和进步，将治疗快速型心律失常的除颤功能也整合到起搏器中，起到兼顾缓慢和快速心律失常的双重治疗作用，此为ICD，有单腔ICD和双腔ICD之分。心力衰竭，特别是伴有LBBB且QRS波群增宽超过150ms的患者，心房与心室之间、左室与右室之间的收缩不同步，而三腔起搏器CRT的研发成功，为这类心力衰竭的患者带来了福音。因该类患者大多死于恶性室性心律失常，所以CRT-D的应用便兼具心脏同步治疗和除颤两种功能，既有利于改善心功能，又有防止猝死从而改善预后的功效，CRT-D正越来越多地应用于有适应证的患者。

起搏器分类有多种方法。根据起搏电极所放位置，可以分为以下4类。①单腔起搏器：AAI型起搏电极放置在右心耳，VVI型起搏电极放置在右心室心尖部，目前多放置在右心室间隔部。②双腔起搏器：DDD/DDDR型起搏器的心房起搏电极放置在右心耳、心室起搏电极放置在右心室心尖部，进行房室顺序起搏。③三腔起搏器：CRT/CRT-D型，目前主要是右心房+右心室+左心室的三腔起搏，治疗顽固性心力衰竭，或治疗心力衰竭的同时防止室颤致猝死。④四腔起搏器：双心房＋双心室起搏，用于治疗心力衰竭伴阵发性心房颤动，此类起搏器未被广泛应用。

图6-22为三腔CRT型起搏器电极植入的位置图：起搏心房的电极放置在右心耳内膜面（该图未展示，请参考起搏电极植于右心耳的单腔起搏器示意图），起搏右心室的电极放置在右心室心尖部内膜面，起搏左心室的电极是经冠状静脉窦逆行放置于左心室外缘心外膜面的。此外，这3根电极都是从人体静脉系统（绝大多数是从上腔静脉）分别植入右心房内膜面、右心室内膜面和左心室外膜面的，所谓"电极植入左心室外膜面"，实际上电极是放置在心脏左侧外缘相应的冠状静脉内，只是靠近左心室心外膜面而已。

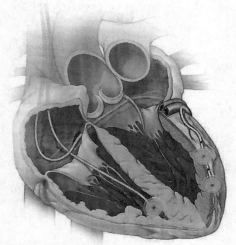

图6-22　三腔起搏器中右心室和左心室电极分别被植入右心室内膜面和左心室心外膜面示意图（图片来自：Kenneth A. Ellenbogen, Karoly Kaszala. Cardiac Pacing and ICDs[M]. 7th ed. New Jersey: Wiley Blacknell, 2020.）

有关起搏器（类型、功能）代码，仍沿用1987年由北美心脏起搏和电生理学会（North American Society of Pacing and Electrophysiology，NASPE）与英国心脏起搏和电生理学组（British Pacing and Electrophysiology Group study，BPEG）专家委员会制定的NASPE/ BPEG代码，即NBG代码，详情请参阅相关书籍。

一、起搏电极置于右心房的单腔起搏

（一）看图［（心）图6-53］步骤

1. 窄QRS波：意味着"来自室上性的电指令引起心室除极（过电）"。→心电活动和机械活动均较稳定

2. QRS波频率适中：至少可以暂时不使用抗心律失常药。

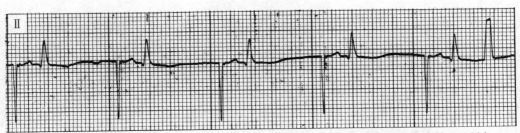

（心）图6-53 起搏脉冲后有P'波，经过P'-R间期，之后产生正常宽度的QRS波

3. 较为特殊的是每一个P'波前均有一个起搏脉丁（脉冲）。

4. 胸有成竹：相对不那么着急！看清楚再做进一步处理。

（二）轻松分析，乐趣无穷

1. 起搏电极放置于右心耳，由起搏器按设定好的频率发放冲动，右心房应激后整个心房除极产生P'波。因非窦性激动，所以P'波不同于窦律P波。

2. P'波产生的同时，起搏器发放的电激动需经房室交界区下传心室，产生P'-R间期且P'-R间期≥0.12s。

3. 起搏器发放的电激动下传心室的过程与通常窦性激动下传心室的过程无异，所以当心室接收到起搏器的电激动后除极产生的ORS波是"正常宽度的（窄的）、室上性的"。

4. 电极置于心房中，由起搏器发放电指令，是不是好像心房中有一异位起搏点？对！连续3次以上起搏器电脉冲形成的节律构成起搏器心律，所以AAI型适用于房室传导功能正常的病窦综合征患者，而不适用于房室传导功能不良和已有持续性房速、房扑、房颤的患者。

5. 若心脏原本就有束支阻滞，那么AAI型起搏器产生P'波之后的P'-R间期≥0.12s，而QRS波群则是宽的。

6. 想想看，如果将起搏电极置于冠状静脉窦（实质上是起搏左心房），产生的P'波和QRS波群会是什么样呢？

7. 目前临床常用的心房起搏部位是右心耳，但较多的研究表明右心耳起搏其实并不符合生理需求，而且心房之间传导时间的延长是导致房性折返性心律失常的一个重要因素。近年有文献指出，低位房间隔起搏可减少房性心律失常的发生，是较理想的心房起搏部位，也是双心房起搏治疗心房颤动的理论基础。因此，心房起搏电极的植入部位优选顺序依次是：房间隔、游离壁和右心耳。不过，将电极放置在右心耳相对容易、固定牢靠不易脱位，因此临床上目前仍然多采用右心耳起搏心房，如图6-22中右心房电极位置所示。

8. 尽管目前已少用SSI型（单腔起搏、单腔感知、感知后抑制型）起搏器，但有适应证而安装了双腔DDD型起搏器的患者，其起搏器可以根据新发生的房性心律失常自动转换为AAI工作模式。

二、起搏电极置于右心室的单腔起搏

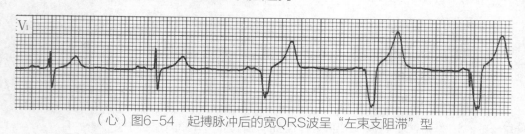

（心）图6-54　起搏脉冲后的宽QRS波呈"左束支阻滞"型

（一）看图［（心）图6-54］步骤

1. 宽QRS波：意味着"来自室性的电指令引起心室除极（过电）"。→心电活动和机械活动均不稳定

2. 特别之处是图中第3~5个QRS波群前均有一起搏脉丁！原来宽QRS波群是心室起搏电极中的电激动使心室除极所致。真是虚惊一场！

3. 胸有成竹：心电活动是稳定的，不用着急！看清楚再做进一步处理。

（二）轻松分析，乐趣无穷

1. 起搏电极放置于右心室尖，由起搏器按设定好的频率发放冲动；右心室应激后先除极，之后左室除极，故整个心室除极产生的QRS波群是宽的，且呈CLBBB型。

2. 电极置于右心室中，由起搏器发放电指令，是不是好像右心室中有一异位起搏点？对！3个以上的起搏脉冲形成的节律构成起搏器心律，所以VVI型适用于高度和Ⅲ度房室阻滞的患者。

3. Ⅲ度AVB伴室性逸搏者往往心电活动不稳定，逸搏点可随时停止发放冲动致使心脏停搏。安装右心室起搏电极的起搏器后：①相当于人为地给右心室一个异位兴奋点，只是该异位兴奋点的频率通常可调快，超过原室性逸搏点的频率；②因为是人为发放电激动，故心电活动稳定，不会随时停止，确保了这类患者的安全；③Ⅲ度AVB者往往存在房室分离现象，安装VVI型起搏器后这种现象仍然存在，心房的情况视安装起搏器前心房的情况而定，可以是窦性节律、房性节律、房颤等。

4. 典型的右心室心尖部起搏（right ventricular apical pacing，RVAP）心电图呈CLBBB型的宽QRS波群（V_1导联呈rS型、V_5导联呈R型），额面电轴显著左偏，常为-30°～-90°。如果电极导管在右室流入道（三尖瓣水平）或右室流出道部位，QRS波群仍呈类CLBBB型（V_1导联呈rS型，V_5导联也呈rS型），但电轴可能正常或轻度右偏。

5. 右心室心尖部因具有易固定性、稳定性、可靠性及传统被动电极设计的特点，多年来一直是心室起搏的优选部位，使人们误认为其是心室起搏的标准部位。如图6-22所示，右心室电极放置在右心室心尖处。其实，有较多的研究表明右心室心尖部起搏是不符合心脏生理特点的，因为右心室心尖部起搏可导致类CLBBB型心电图改变，QRS波增宽，引起左室收缩不同步，结果是大大增加了心房颤动和心力衰竭的发生率。

6. 采用右心室间隔起搏（right ventricular septal pacing，RVSP）时，心室最早激动点接近希氏束，心室激动顺序从室间隔向双心室和心尖部扩散，终止于心底部，激动传导顺序接近生理状态的心室激动顺序而且双心室基本同步，其优点已得到国内外电生理专家的一致认可，目前右心室间隔已作为右心室电极植入的优选部位。RVSP起搏时心电图上QRS波的特点：呈左束支阻滞（LBBB）型改变，QRS波宽度较窄（常在120ms以内）且胸前R/S移行导联发生早，电轴右偏，Ⅱ、Ⅲ、aVF导联主波方向向上，Ⅰ导联主波方向向上。

7. 心电工作者从来就没有停止过对更符合心室电生理过程的起搏部位及起搏模式的追求。希氏束起搏具有其他起搏方式无法比拟的优势：①是唯一能模拟正常心脏激动和传导的起搏方式，最大限度地实现了心室的电活动和机械活动同步；②保持起搏后正常的房室间期和房室同步；③能纠正近端室内阻滞，使宽QRS波变窄并正常化；④减少室性心律失常的发生；⑤电极固定点位于三尖瓣膈瓣偏房侧，电极未跨过三尖瓣，避免导线引起的三尖瓣反流。因此，希氏束起搏是最接近生理性的起搏部位。当前，希氏束起搏已在临床上广泛应用。

8. 左束支起搏是由希氏束起搏演变而来的一项新的起搏技术，2017年由我国学者首先应用于临床，它是经室间隔右室面将主动电极深旋至室间隔左室内膜下起搏夺获左侧传导系统，形成类似右束支阻滞的、较窄的QRS波，临床效果良好，值得推广。

9. 对于永久型房性心律失常如房性心动过速、心房扑动和心房颤动伴缓慢心室率的患者，目前仍可安装VVI/VVIR型单腔起搏器。

10. 具有除颤功能的ICD，其中单腔ICD的电极是植入右心室的，当发挥起搏功能时为VVI型单腔起搏模式。近年来上市的美敦力Micra经导管植入式无导线心脏起搏器，直接植于右心室，同样呈VVI型单腔起搏模式。

三、电极分别置于右心房和右心室的双腔起搏（DDD/DDDR型）

（一）看图［（心）图6-55］步骤

1. 宽QRS波：意味着"来自室性的电指令引起心室除极（过电）"。→心电活动和机械活动均不稳定

2. 特别之处是每一个P'波、QRS波群前均有一起搏脉丁！原来宽QRS波群是心室起搏电极中的电激动使心室除极所致。真是虚惊一场！

3. 胸有成竹：心电活动是稳定的，不用着急！看清楚再做进一步处理。

（二）轻松分析，乐趣无穷

1. 置于右心耳的起搏电极，释放起搏器已设定好频率的电冲动，右心房应激后整个心房除极产生P'波。因非窦性激动，所以P'波不同于窦律P波。

2. 起搏器已设定好A-V间期（即为P'-R'间期），可调节长短，通常在0.12s以上。

3. 经过A-V间期，置于右心室尖的起搏电极释放与心房相同频率的电冲动，右心室应激后先除极，之后左室除极，整个心室除极产生宽的QRS波群，呈CLBBB型。如前所述，目前右心室起搏多采用RVSP或希氏束甚至左束支起搏，产生的QRS波往往较窄。

4. 每一次心动周期都表现为脉丁—P'波—A-V间期—脉丁—宽QRS波，心房、心室呈顺序激动和搏动，故DDD型起搏器属"生理性"起搏器。

5. 若P'波能在设定好的A-V间期之前就下传到心室，此时心电图上形成P'-R间期和窄QRS波群；心室电极感知QRS波后抑制电冲动发放。该种状态下，DDD型便自动转换成AAI型的工作模式。

6. DDD型起搏器为全自动心脏起搏器，房室都能起搏和感知，感知后的反应是抑制或是触发起搏刺激。根据自身频率和P-R间期、脉冲发生器下限频率和A-V延迟，DDD型起搏器可自动地以DVI、VDD、AAI、VAT等模式进行工作，致使心电图表现相当复杂。

7. 看来，DDD型起搏器适用于窦房结起搏功能和房室结传导功能都不好的患者。因DDD型起搏器属全自动心脏起搏器，如果经济条件允许，有安装起搏器指征者均可安装。

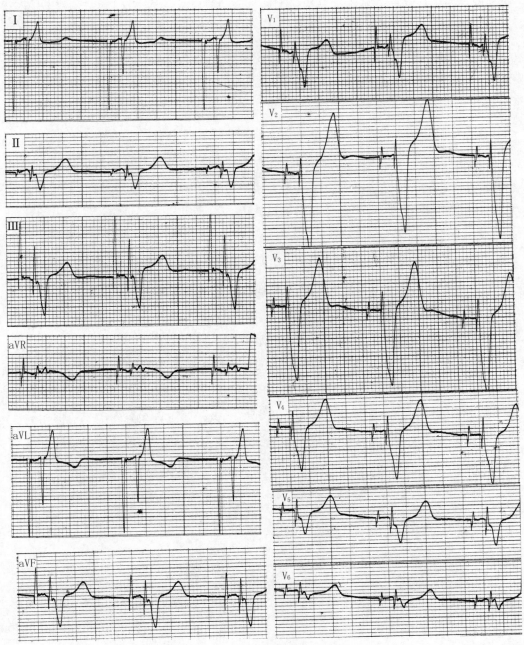

（心）图6-55　心房起搏脉冲后有P'波，相隔起搏器已经设置好的P'-R'间期，之后心室起搏脉冲后有呈"左束支阻滞"型的宽QRS波

8. 兼有频率应答功能的双腔起搏器（DDDR），在保证房室顺序起搏的同时，起搏频率可以随机体需求在一定范围内增减，从而更符合心脏的生理特性和人体的生理需求。有适应证而安装了双腔DDD/DDDR型起搏器的患者，若发生了房性心动过速、心房扑动和心房颤动等快速型房性心律失常，起搏器可以自动转换为VVI/VVIR工作模式。

9. 具有除颤功能的ICD，其中双腔ICD的电极是分别植入右心房和右心室的，如图6-22所示。当发挥起搏功能时为DDD/DDDR型双腔起搏模式。

10. 高频电刀（高频手术器）是一种取代机械手术刀进行组织切割的电外科器械。植入DDD/DDDR型双腔起搏的患者，若需要做外科手术，应注意以下几点：

（1）备好术前12个月内的起搏程控资料，包括起搏器种类、起搏模式与电极设置，植入起搏器的原发疾病记录，程控改变参数等。ICD植入患者，需要术前6个月内的起搏程控资料，若6个月内发生过放电，需要有相关记录，说明放电治疗的原因及治疗情况。

（2）根据术前24h动态心电图结果，明确是否为起搏依赖的患者。

（3）术前对起搏器进行程控：①将起搏电极程控为双极感知/起搏；②起搏模式程控为固定频率（DOO/VOO）模式；③ICD植入者，术前关闭心律失常的感知功能，以免触发不适当的治疗。切记术后调整为原起搏模式。

（4）术前外科电刀的准备：①电刀的体表电极尽量远离起搏器，确保电流通路不经过或不靠近起搏器；②尽量不要在起搏器15cm范围内使用电刀，避免对起搏环路造成干扰；③术中如果会涉及皮下起搏电极，要注意在分离中不要损伤绝缘层，以免电极头侧烧伤心肌；④尽可能缩短使用电刀时间；⑤尽量选用双极电凝，每次时间<1s，间隔>10s。禁止电凝头在接触患者组织前就启动。

（5）术前常规备好体外除颤器，术中密切监护心率、心律变化，随时应对突发情况并给予及时处理。

四、电极分别置于右心房、右心室和左心室的三腔起搏（CRT/CRT-D型）

（一）看图［（心）图6-56、（心）图6-57和（心）图6-58］步骤

1. 宽QRS波：意味着"来自室性的电指令引起心室除极（过电）"。→心电活动和机械活动均不稳定

2. 每一个P'波之前均有1个起搏脉丁，是心房电极产生的电激动（脉丁）使心房除极（P'波）所致。特别之处是：（心）图6-56和（心）图6-58A中每一个宽QRS波群之前只有1个起搏脉丁，是单腔右心室起搏电极产生的电激动（1个脉丁）使整个心室除极所致；而（心）图6-57和（心）图6-58B中每一个宽QRS波群之前有2个起搏脉丁，原来是双心室起搏电极产生的电激动（2个脉丁）使整个心室除极所致。真是虚惊一场！

3. 胸有成竹：心电活动是稳定的，不用着急！看清楚再做进一步处理。

（二）轻松分析，乐趣无穷

1. 置于右心耳的起搏电极（图6-22），释放起搏器已设定好频率的电冲动，右心房应激后整个心房除极产生P'波。因非窦性激动，所以P'波不同于窦律P波。

2. 起搏器已设定好A-V间期（即为P'-R'间期），可调节长短，通常在0.12s以上。

3. 对于双心室起搏器，经过A-V间期，置于右心室内膜和左心室外膜的电极（图6-22）释放与心房相同频率的电冲动，使心室除极，整个心室除极产生不那么宽的QRS波群或者较窄的QRS波群，QRS波形态和宽窄视双心室电极经反复程控调整后获得最佳临床结局而定。

4. （心）图6-57和（心）图6-58B中每一次心动周期都表现为脉丁—P'波—A-V间期—2个脉丁（多数情况下）—不那么宽或较窄的QRS波群，心房、心室呈顺序激动和搏动，故CRT型起搏器属于具有"心脏再同步化"治疗心力衰竭的"生理性"起搏器。

5. 双心室起搏电极经反复程控调整后若获得最佳临床结局，通常对应的QRS波群是不太宽或者是较窄的。与单纯抗缓慢型心律失常起搏器不同，植入CRT的主要目的是使心脏再同步化从而提高心脏的泵血功能，因此理想状态是100%起搏。

6. 一位68岁被确诊为扩张型心肌病心力衰竭的女性患者，因反复心房颤动发

作，使用胺碘酮转律时出现症状性长R-R间期，10余年前安装了DDD型心脏起搏器（双腔起搏器，即心房起搏+单腔右心室起搏）。本次因电池接近耗竭来院拟更换起搏器，录得体表心电图如（心）图6-56所示，QRS波呈类CLBBB型。入院后心脏超声提示双心房及左心室增大，其中左心室舒张期末内径为60mm、左室射血分数35%，将其起搏器升级为CRT型（三腔起搏器，即心房起搏+双心室起搏），术后结合心脏超声反复调整双心室起搏参数，效果满意后即刻录得体表心电图如（心）图6-57所示，QRS波呈类CRBBB型。将两份体表心电图对应的标准12导联心电图摆放在一起对照阅图，如（心）图6-58B所示，QRS波群前有2个心室起搏脉丁，尤其在Ⅰ、aVL、Ⅲ、aVF导联上比较清晰易辨，第1个为左心室起搏脉丁、第2个为右心室起搏脉丁。比较（心）图6-58A和图（心）图6-58B发现，双腔DDD型起搏器升级为三腔CRT型起搏器后，QRS波的宽度虽然仍然偏宽，但已明显变窄，而且形态也发生了改变，从类CLBBB型转变为类CRBBB型。患者出院前和出院后定期随访中，在优化抗心衰药物治疗基础上，经过耐心程控并优化起搏器参数，心衰临床表现明显减轻，心脏超声也显示双心室室壁运动协调性改善且左室射血分数明显增高。

7. 特别提醒：植入CRT，除了房室顺序起搏外，最主要的目的是通过双心室起搏来恢复左、右心室之间和左心室室内室壁运动的同步性，最终提高心排血量、逆转心肌重构、降低心衰住院率和死亡率，这是一种非常有效的治疗方法，但部分患者效果仍欠佳。优化A-V间期、V-V间期等起搏参数使CRT效果达最大化，是一个既复杂又耗时的过程，而且通过程控和优化参数后未必能见到像（心）图6-57和（心）图6-58B中有2个心室起搏脉丁那样的体表心电图，因为V-V间期被程控得很短，所以体表心电图上只表现出1个心室起搏脉丁而被误认为单心室起搏，不过起搏器程控仪可以显示出双心室起搏的相关参数。

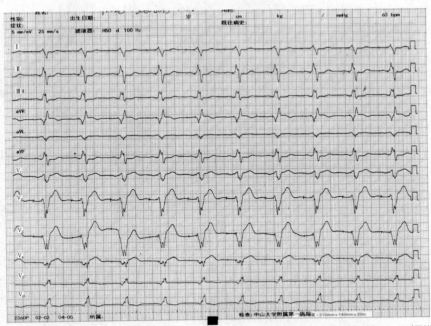

（心）图6-56 心房起搏脉冲（丁）后有P'波，相隔起搏器已经设置好的P'-R'间期，之后
右心室起搏脉冲（丁）后有呈"左束支阻滞"型的宽QRS波（记录条件：
5mm/mV，25mm/s）

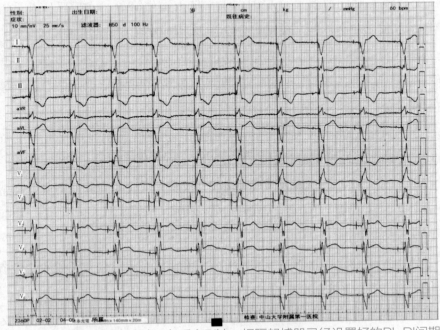

（心）图6-57 心房起搏脉冲（丁）后有P'波，相隔起搏器已经设置好的P'-R'间期，之后
双心室起搏脉冲（丁）后有呈"右束支阻滞"型的宽QRS波（记录条件：
10mm/mV，25mm/s）

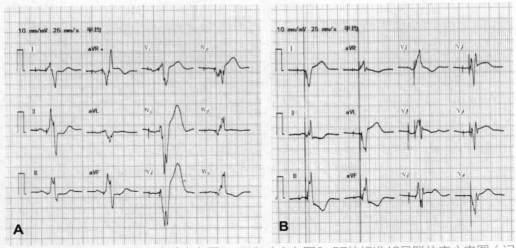

（心）图6-58　A、B分别为（心）图6-56和（心）图6-57的标准12导联体表心电图（记录条件均是：10mm/mV，25mm/s）。图B见QRS波前有2个起搏脉冲（↓），是双侧心室电极传导并释放的电脉冲（↓），QRS波从原来图A的"左束支阻滞"图形变化为图B中的"右束支阻滞"图形，且宽度明显变窄

五、心脏起搏进展

1. 无导线心脏起搏器：具有创伤小，植入操作简单，术后卧床及住院时间短，感染、起搏器囊袋血肿、破溃等并发症少，使用寿命长达12年等诸多优点。同时具有完整的自动阈值管理、远程监测系统和频率应答功能，不需要额外的程控附件。新一代无导线起搏器可以感知心房收缩、触发VVI起搏，从而提供让房室同步的心室起搏功能。

2. 皮下ICD：除颤电极和除颤器均埋藏于皮下。对于有ICD植入指征，而又不需要或预期不需要心动过缓起搏、无须CRT或无须ATP（antitachycardia pacing，抗心动过速起搏）治疗的患者，或者需要植入ICD但没有足够的静脉通路或有高感染风险的患者，考虑皮下植入ICD替代经静脉植入ICD的治疗方式。皮下ICD无起搏功能且为有痛除颤是其缺点。

3. 起搏治疗晕厥：Biotronik（波科）公司推出具有闭环刺激新技术的可植入除颤器，其最适用于心脏抑制型血管迷走性晕厥患者。

4. CRT治疗心力衰竭：业已证实，三腔起搏器CRT型是治疗合并左束支阻滞心力衰竭的有效方法。左室激动最延迟的左室侧壁缺乏血管、电极不易"固定"、起搏阈值不理想、膈肌刺激等因素使近1/3的患者手术不成功或效果不理想，左室四极导线的研发，使左室起搏位点的组合多达10种或以上，形成了左室多位点起搏（multipoint pacing，MPP）CRT。在此基础上，再加入适应性心脏再同步治疗（adaptive cardiac resynchronization therapy，ACRT）功能，每分钟可进行动态优化CRT起搏模式（适应性左心室起搏和适应性双心室起搏）和A-V间期，每16h优化V-V间期，从而解决了左右心室不同步、游离壁和间隔心室不同步及游离壁内心室肌不同步的问题。目前，MMP-CRT治疗心力衰竭的反应率已提高至87%，效果非常好。

【问题的提出】

1. 为什么典型右心室心尖起搏器心电图中额面电轴是显著左偏的？

答：道理其实很简单，还是"心电向量"的问题。先画一张心脏解剖简图，将右心室电极端画到右室心尖处，你会发现：①从左右来看，心室的除极从右至左，表现为CLBBB型宽QRS波。②从上下来看，心室的除极同时也是从下至上的。因此，心室整体的除极方向是往左上，故电轴可以显著左偏。

2. 从心室起搏电极在右心室心尖和在右室流入（出）道水平时的心电图来看，是不是更进一步说明，判断QRS波呈类RBBB型还是呈类LBBB型，主要看V_1/V_2导联？

答：对。前面章节已经谈过这一问题。

3. 起搏器电脉冲引起心室除极可不可以呈类RBBB型？

答：如果原本有CRBBB存在，心房电极电脉冲下传心室时可产生CRBBB型QRS波。如果是置于右心室心尖的电极电脉冲引起心室除极产生类RBBB型，最大的可能是右心室电极穿过室间隔去到了左室，必须迅速做出相应处理，否则电极有可能捅破心脏造成心包填塞。

4. 窦性心律、QRS波≥0.12s且呈LBBB型者最能从CRT中获益，其原理是什么？

答：调整左、右心室电极发放电激动的时间，使QRS波变窄，从而使左室收缩更为同步，进一步改善心功能。这也充分说明窄QRS波意味着心室收缩同步性能好，更趋向于"向心性"收缩，符合生理状态。

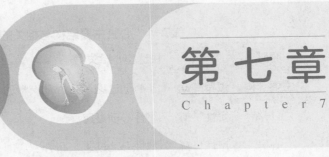

第七章
Chapter7

心律失常大总结

评估心律失常的诀窍可简化为4个字——宽、窄、快、慢。

有关心律失常的主要内容总结见表7-1。

表7-1　心脏主要结构与相关的快/慢型心律失常

心脏主要结构	快速型心律失常			缓慢型心律失常		
	过早搏动	心动过速	扑动、颤动	逸搏	逸搏心律	传导障碍
窦房结	窦性早搏	窦性心动过速		（窦缓）	（窦性停搏）	窦房阻滞
心房	房性早搏	房性心动过速	房扑、房颤	房性逸搏	房性逸搏心律	房内阻滞
房室结	交界性早搏	交界性心动过速		交界性逸搏	交界性逸搏心律	房室阻滞
心室	室性早搏	室性心动过速	室扑、室颤	室性逸搏	室性逸搏心律	室内（束支）阻滞

注：（窦缓）、（窦性停搏）表示非逸搏或逸搏心律。

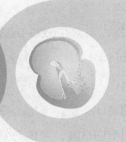

第八章
Chapter 8

室上性激动产生
宽QRS波

| 重 点 |

1. 按本书推荐的方法，阅读心电图时应先着眼于QRS波。根据QRS波的宽度和频率，将心律失常浓缩成"宽、窄、快、慢"4个字。我们称之为"4字法则"。

宽：QRS波宽度 > 0.12s。

窄：QRS波宽度≤0.12s，通常在0.06~0.08s。

快：心室率 > 100次/min。

慢：心室率 < 60次/min。

2. 进一步展开：见到宽QRS波，考虑心室除极是室性异位激动所致；

见到窄QRS波，考虑心室除极是室上性异位激动所致。

3. 进一步联想：室性异位激动导致心室电活动和机械活动不稳定（偏心性除极和收缩/舒张）；

室上性异位激动导致心室电活动和机械活动相对稳定得多（向心性除极和收缩/舒张）。

4，迅速作出处理反应：

（1）室性心律失常，无论性质快慢，都需迅速处理。

1）快速型室性心律失常：使用胺碘酮、β受体阻滞剂、利多卡因等。

2）缓慢型室性心律失常：禁止使用抗心律失常药。可使用阿托品、异丙肾上腺素等，最好安装起搏器。

（2）室上性心律失常，无论快、慢性质，都相对安全（注意：只是相对安全而已）。

1）快速型室上性心律失常：使用胺碘酮、β受体阻滞剂、维拉帕米等。

2）缓慢型室上性心律失常：禁止使用抗心律失常药。可使用阿托品、异丙肾上腺素等，最好安装起搏器。

（3）较短时间内分不清是室上性或室性心律失常时，只要是快速型，可使用胺碘酮"模糊处理"。这两种药对室上性和室性快速型心律失常都有效。

宽的QRS波群并非100%是室性异位激动。部分室上性激动（窦房结、心房和房室结）使心室除极时也可产生宽QRS波群。以下内容中仅列出数种容易理解的情况，望读者举一反三。

　　阅读本章时，可参考第六章第五节"从束支阻滞导致QRS波形态改变中得到的启示"中的内容。

一、室上性激动合并束支阻滞

　　1．当存在束支阻滞时，即使是窦性心律，心室除极产生的QRS波也是宽的［（心）图8-1］。

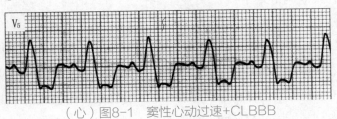

（心）图8-1　窦性心动过速+CLBBB

　　2．原本存在束支阻滞者，发生房性早搏、交界性早搏时，电指令下传心室产生的QRS波仍是宽的［（心）图8-2］。

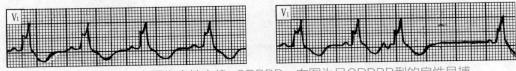

（心）图8-2　左图为窦性心律+CRBBB，右图为呈CRBBB型的房性早搏

　　3．不难理解，原本存在束支阻滞者，发生阵发性室上性心动过速、房扑、房颤时，电激动下传心室产生的QRS波当然还是宽的［（心）图8-3，（心）图8-4］。

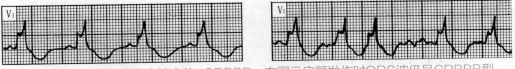

（心）图8-3　左图为窦性心律+CRBBB，右图示房颤发作时QRS波仍呈CRBBB型

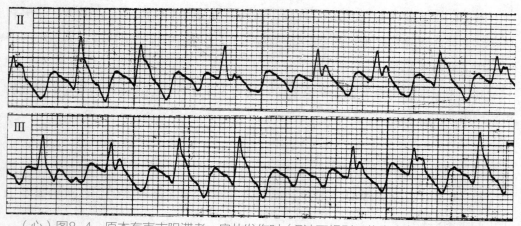

（心）图8-4　原本有束支阻滞者，房扑发作时（F波不规则下传心室）仍呈宽QRS波

4. 问题是，合并束支阻滞的快速型室上性心律失常，当其室率较快时，P'波、F波或f波常被宽大、畸形的QRS波和继发性ST-T改变所掩盖。唯一能见到的是快速的宽QRS波，若医患都不知道原本已存在束支阻滞，乍一看肯定首先想到室性快速型心律失常（室速）！你有过这方面的经验吗？这也是本书推荐从QRS波着手来阅读心电图的原因之一，力图从心脏最重要部分、最危险的角度、最快的处理反应中理解心律失常。

5. 还记得"室速"相关章节中谈到的诊断和处理经验吗？

见宽QRS波心动过速，首先考虑为室速，按室速处理。

这叫"宁枉勿纵"。

6. 宽QRS波心动过速是快速型室上性心律失常者，按室速处理固然无效，但至少不会放过真正是室性快速型心律失常的病例。分不清是室性或室上性时，临床可"模糊处理"。

7. 如果原有束支阻滞者，在缓慢型心律失常中出现交界性或房性逸搏时，QRS波也是宽的，很容易被误为室性逸搏。

二、室上性激动合并室内差异性传导

1. 室上性激动合并室内差异性传导的原理与"室上性激动合并束支阻滞"类同。只是差异性传导多为生理性，心率快时多见，持续时间短；而束支阻滞多为病理性，与心率快慢无关，持续存在。

2. 室上性激动合并室内差异性传导持续时间短，始终会有窄QRS波出现，其能为我们提供更多的信息。

3. 若实在分不清是室性或室上性，采用"模糊处理"好了。

三、预激综合征参与的宽QRS波心律失常

1. 逆向型房室折返性心动过速（AAVRT）。

2. 房颤（房速、房扑）时心房的电激动经旁路下传或混合下传（同时经旁路和房室结下传）心室。

3. Mahaim房束旁路参与的心动过速。

以上仅列举一些容易理解的室上性心律失常产生宽QRS波的例子，实际上远不止这些。这并不与我们推荐的分析心律失常心电图的"4字法则"矛盾。反而可让初学者在短时间内学到分析心律失常的精髓，从阅图到处理，胸有成竹，得心应手。

无论QRS波是宽的还是窄的，

只要是快速型心律失常（你总会数脉搏、听心率吧），

选用胺碘酮就好了！

因为该药物对室性、室上性快速心律失常都有效。

【问题的提出】

1. 室上性激动产生宽QRS波，那心室的机械活动该是怎样的呢？是否危险呢？

答：既然心室的除极过程呈偏心性，当然心室的收缩和舒张也是从一侧心室到另一侧心室，同样也会不同程度地引起血流动力学改变。但读者一定要记住，正因为是室上性的电激动，决定了心电活动是较为稳定的。心电活动的稳定性是决定心律失常危险程度最为基础、重要的因素。

2. 室性异位激动所致心室除极产生的QRS波可不可以是窄的？

答：当然可以。来自室间隔或左束支分支的室性异位激动，无论是早搏性质或是逸搏性质，产生的QRS波都可以是窄（正常宽度）的，或者只稍微增宽，这是因为心室的除极过程与室上性激动下传心室的除极过程接近。顺便提个醒：靠近窦房结的房性早搏，产生的P'波与窦性P波类似，两者的产生机制也类似。

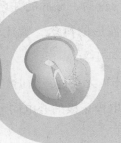

第九章
Chapter 9

房室肥大

| 重 点 |

1. 解释心电图上P波或QRS波群的形态，包括宽度与高度时，会用到心电向量和心电向量环的概念。三维心电向量环先在横面、额面上投影形成二维心电向量环，之后再在胸导联及肢体导联上投影，便形成了心电图上的波形。图9-1展示位于纵隔的心脏与横面、额面的关系。若能理解前述心电向量（环）先后2次投影形成心电图波形的概念，就比较容易读懂房室肥大的心电图表现了。

2. 若对心电向量（环）无兴趣或暂时还不太能理解，也不要紧！请记住心电记录规则：朝向记录电极正极的心电向量在心电图相关导联上表现为向上的波，反之则为向下的波。

3. 先做小试验：连接好肢体导联、胸导联电极（不连接，只想象一下也行），感受一下左心室与Ⅰ、V_5、V_6导联的关系，这样便不难理解为什么Ⅰ、V_5、V_6导联上QRS波群是以R波为主。因为放在左胸壁V_5、V_6导联以及夹在左肩处（与夹在左腕关节处一样）的Ⅰ导联均为正极，靠近室壁较厚的左心室肌，当左心室肌除极时，心电方向自心内膜向心外膜，故Ⅰ、V_5、V_6导联上记录到R波为主的QRS波群。

4. 心房除极时总的趋势是自右上到左下，但分解来看，右心房除极时心电方向朝右下，左心房除极时心电方向朝左下，这与心房的立体解剖位置有关，因此，在额面Ⅱ、Ⅲ、aVF导联上P波直立，在横面V_1导联上往往是先正后负的双向P波。

5. 心房是否肥大看P波，心室是否肥厚看QRS波。

（1）右房肥大时P波高度增加，左房肥大时P波宽度增加。

（2）右心室肥厚时QRS波电轴右偏，左心室肥厚时QRS波高度增加。

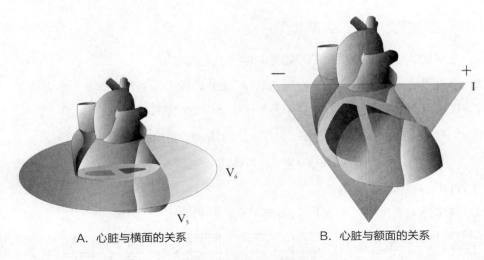

| A. 心脏与横面的关系 | B. 心脏与额面的关系 |

图9-1　心脏与横面和额面关系示意图

一、右房肥大的"肺型"P波

1，右房肥大主要表现为P波在高度（电压）上的增加。

2. 多在Ⅱ、Ⅲ、aVF导联上见到"高尖"P波，P波高度（电压）≥2.5mm（0.25mV，2.5个小方格），如（心）图9-1、图9-2所示。

3. 右房肥大常继发于肺部疾病，故称为"肺型"P波。

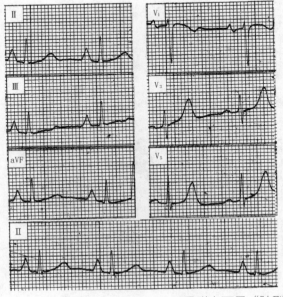

（心）图9-1　Ⅱ、Ⅲ、aVF导联上可见"肺型"P波

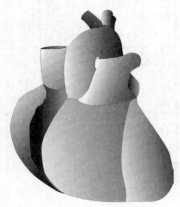

图9-2　心脏解剖简图（前面观）示右心房大

二、左房肥大的"二尖瓣型"P波

1. 左房肥大主要表现为P波在宽度（时间）上的增加。

2. 多在Ⅱ、Ⅲ、aVF导联上见到"双峰"P波，两峰距≥0.04s（1个小方格），P波宽≥0.11s（约3个小方格），如（心）图9-2、图9-3所示。

3. V_1导联上P波负向部分加深。$PtfV_1 \leqslant -0.04mV \cdot s$，如（心）图9-3所示。

$$PtfV_1 = 高度（mV，负值）\times 宽度（s）$$

正常$PtfV_1 \geqslant -0.03mV \cdot s$。

4. 左房肥大常见于二尖瓣狭窄/关闭不全，故得名为"二尖瓣型"P波。

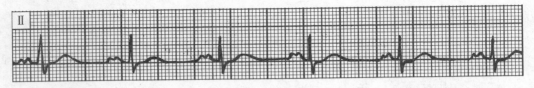

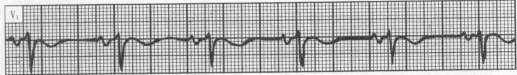

（心）图9-2　Ⅱ导联上可见"二尖瓣型"P波，V_1导联上$PtfV_1$负值增大

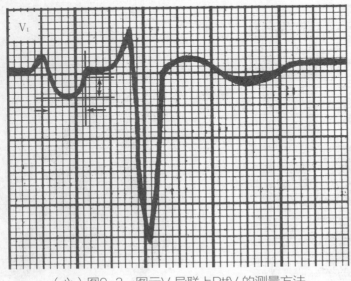

（心）图9-3　图示V_1导联上$PtfV_1$的测量方法

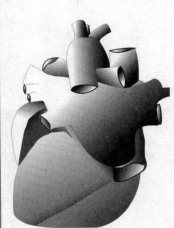

图9-3　心脏解剖简图
（后面观）示左房肥大

三、右心室肥厚

1. 我们必须记住：正常人V_1导联QRS波呈rS型。理论上，当肥厚的右心室肌除极时，其心电向量方向指向右前，这样，靠近右心室的V_1、V_2导联上则记录到向上的R波。$R_{V1} \geq 0.1mV$。不过实际上少见。

2. 不能依赖QRS波的高度（电压）变化来诊断右心室肥厚：因为如果右心室肥厚并不太严重，便不能"抗衡"左心室除极时的电动势，也就难以在V_1导联上形成Rs型QRS波群。这样，即使有右心室肥厚，也记录不到$R_{V1} \geq 1.0mV$的心电图。

3. 电轴右偏：电轴右偏达$+110°$以上，对诊断右心室肥厚有重要意义。因右心室肥厚虽不能完全"抗衡"左心室电动势，但可造成综合向量右偏。

4. V_1导联R/S > 1；S_{V1}较正常减少或根本消失；V_1导联QRS波呈Rs、rsR、qR型；V_5导联R/S<1，S_{V5}较正常深；$R_{V1}+S_{V5} > 1.2mV$；aVR导联R/S或R/Q > 1；$R_{aVR} \geq 0.5mV$（5mm）；同时有"肺型"P波；均提示有右心室肥厚［图9-4，（心）图9-4］。

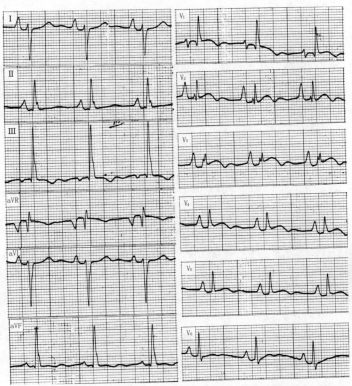

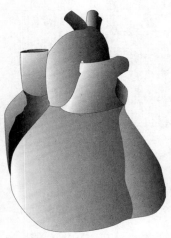

（心）图9-4　V_1导联R≥1.0mV，电轴右偏，"肺型"P波　　图9-4　心脏解剖简图（前面观）示右心室肥厚

5. 电轴右偏也见于CRBBB、WPW综合征、前侧壁心肌梗死、左后分支阻滞等，应注意鉴别。

6. 心肌肥厚时可出现ST-T改变，既可以是继发性的，也可以是原发性的。

还记得胸导联V_1、V_2呈主波向上的QRS波常见于哪几种情况吗？请参考本书第194页。

四、左心室肥厚

1. 我们必须记住：正常人V_5导联QRS波呈qRs型。与正常左心室类似，当肥厚的左心室肌除极时，其心电向量方向仍指向左后，这样，靠近左室的V_5、V_6导联上则记录到向上的R波，只是R波电压更高，R_{V5}或$R_{V6} \geqslant 2.5mV$。

2. QRS波的电压变化对左心室肥厚（图9-5）具有诊断价值，但QRS波电压增加最突出的表现究竟在哪个导联，则因人而异。

标准肢体导联：$R_I > 1.5mV$，$R_I + S_{III} > 2.5mV$。

胸导联：$R_{V5} > 2.5mV$；$R_{V5} + S_{V1} > 3.5mV$（女性），$R_{V5} + S_{V1} > 4.0mV$（男性），参见[（心）图9-5]。

单极加压肢体导联：$R_{aVL} > 0.7mV$，$R_{aVF} > 2.0mV$。

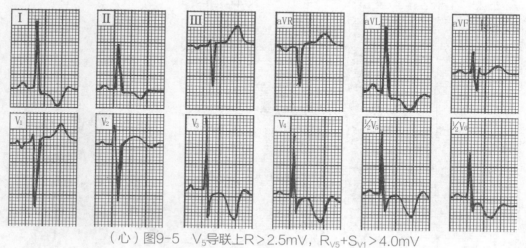

（心）图9-5　V_5导联上R > 2.5mV，$R_{V5} + S_{V1} > 4.0mV$

3. 电轴左偏：电轴左偏对诊断左心室肥厚仅有参考价值。因为心脏的左心室实际上是位于心脏的后方，肥厚肌肉产生的向量向后远多于向左，故投影在额面的综合向量并不一定左偏。

4. 左胸导联上R波增高也见于左束支传导阻滞、预激综合征等，应注意鉴别。

5. 心肌肥厚时可出现ST-T改变，既可以是继发性的，也可以是原发性的。

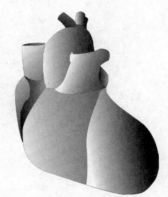

图9-5　心脏解剖简图（前面观）示左心室肥厚

五、双心室肥厚

心电图上往往只呈一侧心室肥厚的心电图表现，双心室肥厚的心电图表现不到30%。

【问题的提出】

1. 心房肥大者，标准12导联上的P波是否均出现相应改变?

答：不是。典型改变多见于Ⅱ、Ⅲ、aVF、V_1导联或多个导联，并非每个导联都会有相应改变。

2. 体表心电图在诊断房室肥大中的价值如何?

答：现代医学已拥有其他更为直观、精确的检测手段，如超声心动图等，因此心电图在诊断房室肥大中的作用和地位已没有以往那么重要。不过，对于进一步理解心脏解剖与心电向量之间相关关系等概念性问题，以及因房室肥大心电图表现所带来的鉴别诊断问题，或者作为一份完整的心电图诊断，房室肥大的心电图表现仍是值得学习的。

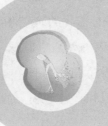

第十章

Chapter 10

心肌梗死

> ┃重　点┃
>
> 1. 典型急性ST段抬高型心肌梗死的心电图是病理性Q波、ST段呈弓背向上抬高、T波倒置3种表现的组合，可形象地将这种图形称为"红旗飘飘"。
>
> 2. 对于轻微的、似乎呈"弓背向上抬高"的ST-T改变，都应警惕急性ST段抬高型心肌梗死的可能性。凡是考虑急性心肌梗死（包括STEMI和NSTEMI*）者，动态观察心电图和心肌标志物的演变将有助于诊断和排除诊断。
>
> 心肌梗死，即心脏肌肉的死亡。临床上心房肌梗死少见，心室肌梗死多见，后者又尤以左室肌肉发生梗死的概率高。因此，心肌梗死心电图主要表现是在反映心室肌复极的ST段和T波以及心室肌除极的QRS波群的改变上。

一、心室肌的血供

（一）了解一些冠状动脉供血的解剖知识（图10-1），有助于理解心肌梗死发生的部位

1. 左前降支：提供左心室前壁肌肉的血供。

2. 左回旋支：提供左心室侧壁、左心室正后壁和下壁肌肉的血供。

3. 右冠状动脉：提供右心室壁、左心室正后壁和下壁肌肉的血供。

（二）冠状动脉闭塞

冠状动脉自心脏外膜分支伸向心内膜供血给心肌，因此心肌缺血、损伤往往是自心内膜开始，向心外膜延伸。当某支冠状动脉完全闭塞时，该冠状动脉闭塞远端 供血区域的肌肉会死亡。既可以表现为从心内膜到心外膜全层的穿壁性梗死，也可以表现为非穿壁性梗死，前者多为有Q波型心肌梗死，后者则多为无Q波型心肌梗死。

二、从动物实验中得到的启示

以下参考图（图10-2），相信大家在很多参考书上都见过。

这是钳夹冠状动脉造成心肌缺血→损伤→坏死，整个过程中同时记录相应心电改变的一项经典动物试验结果。

---

* 2000 年以后，急性心肌梗死根据 ST 段有无抬高，分为 ST 段抬高型心肌梗死（STEMI）和非 ST 段抬高型心肌梗死（NSTEMI）。

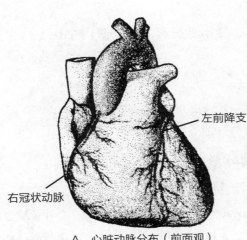

左前降支

右冠状动脉

A. 心脏动脉分布（前面观）

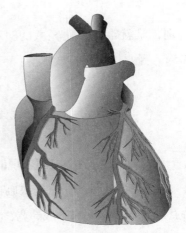

B. 心脏动脉分布示意图（前面观）

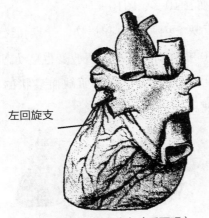

左回旋支

C. 心脏动脉分布（后面观）

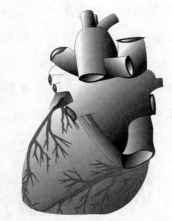

D. 心脏动脉分布示意图（后面观）

①下壁心肌既可由右冠状动脉，也可由左冠状动脉供血，因人而异。

②特殊心肌中的窦房结、房室结多由右冠状动脉供血。

③像既往一样，我们仍将室间隔当成左室的一个壁。

图10-1　心脏冠状动脉分布

　　编者采用这一试验结果的目的只是想提醒读者：①心肌梗死的临床过程不像动物试验中，钳夹冠状动脉的时间可由试验者控制，可以观察到动物心肌梗死的整个过程。临床心肌梗死患者从发病到就诊时的时间不同，你往往得不到患者发病后就诊前的心电信息，甚至连既往的心电资料也得不到，但从你接诊开始，患者就诊后的详尽资料，如临床表现、多次体表心电图和血清心肌标志物结果是可以获取的。②从急性心肌梗死的动物试验联想到急性心肌梗死的患者，心电图最早的改变是T波，随之是ST段，Q波相对较晚出现。对于来院的心肌梗死患者，其心电改变已发展到哪一步，我们要心中有数。Q波谁都会看，典型ST-T改变（"红旗飘飘"）也不难辨别，难就难在变化轻微的ST-T改变不易识别［如（心）图10-1］，导致漏看、漏诊。因此，我们再次提醒：

不想漏诊急性心肌梗死，辨别ST-T要认真！

（一）急性STEMI心电图表现的基本形式

1. 缺血型心电图改变——缺血T波：如图10-3、图10-4所示。

特点：①T波两肢对称，底部宽、波顶尖。②心内膜缺血T波高耸；心外膜缺血T波深倒。③缺血T波呈动态演变过程。心内膜缺血持续时间短，可很快发展成穿壁性缺血。

2. 损伤型心电图改变——损伤ST段：如图10-5、图10-6所示。

特点：①T波高尖时可有ST段压低，反映心内膜缺血和损伤。此期持续时间较短。②有各种形态的ST段抬高，见图10-7。③损伤所表现的ST段改变也呈动态演变。

2000年至今《心肌梗死通用定义》更新了4次，伴有心肌缺血症状的心电图ST-T改变，统称为急性心肌缺血心电图表现。

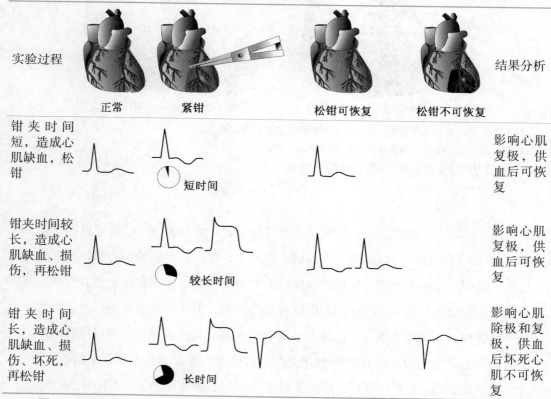

图10-2 钳夹冠状动脉前降支造成心肌缺血→损伤→坏死的经典动物试验及结果分析

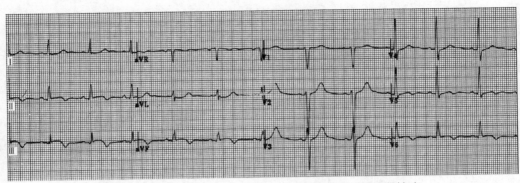

（心）图10-1 Ⅱ、Ⅲ、aVF、V₆导联上轻微ST段抬高

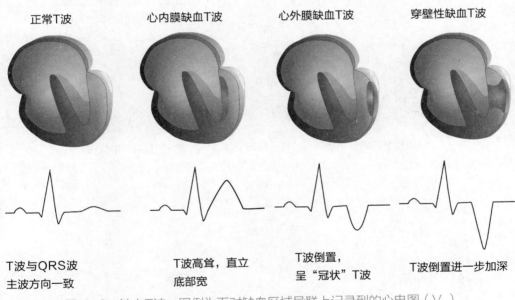

图10-3 缺血T波，图例为面对缺血区域导联上记录到的心电图（V₅）

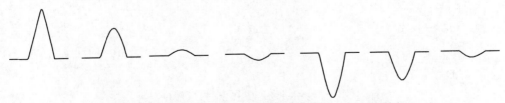

图10-4 呈动态演变的心肌缺血过程（心内膜面→心外膜面→穿壁性缺血）

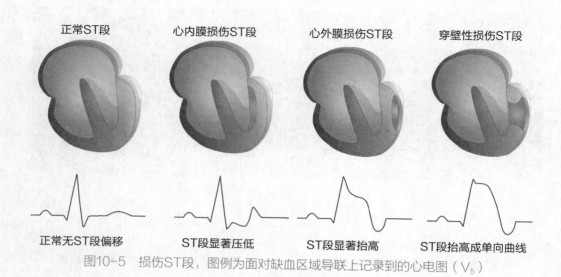

图10-5 损伤ST段，图例为面对缺血区域导联上记录到的心电图（V_5）

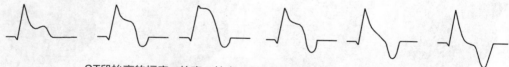

ST段抬高的幅度：抬高→较高→最高→较高→抬高→回复到等电位线

图10-6 呈动态演变的心肌损伤过程（心内膜面损伤持续时间短，故未列出ST段压低过程）

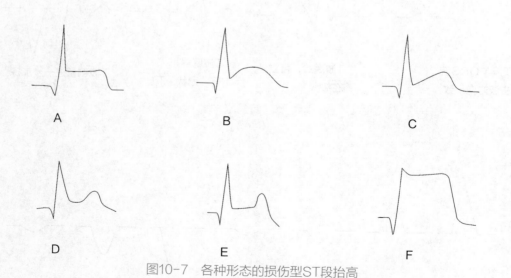

图10-7 各种形态的损伤型ST段抬高

3. 坏死型心电图改变——坏死Q波。

（1）病理性Q波的诊断［图10-8，（心）图10-2］。

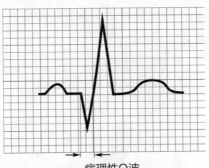

病理性Q波
Q波宽度＞0.03s，Q波高度＞0.1 mV

图10-8 病理性Q波的测量方法

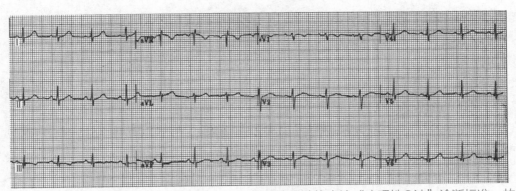

（心）图10-2　图中Ⅱ、Ⅲ、aVF、V₅、V₆导联上Q波均未达"病理性Q波"诊断标准，故为正常Q波

（2）Q波形成的解释——"窗口"学说。

有关心电记录的规则已反复强调过数次：心肌除极方向朝向记录电极正极者，心电图上产生向上的R波，反之则为向下的Q波、S波或QS波。

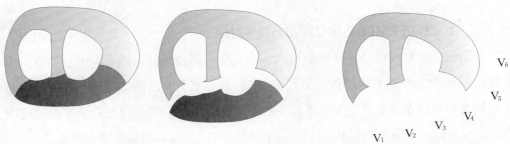

图10-9　"窗口"学说解释心肌梗死时胸导联上Q波（QS波）的形成

1）以胸导联举例（假设前壁+室间隔及少量右室壁心肌梗死），见图10-9。

坏死心肌不能除极，正常心肌照常除极。心脏略为圆形体，除极自心内膜（中心）向心外膜扩布，所以V₁～V₅导联记录到的是坏死心肌对面的正常心肌的电波，因背离记录电极，故记录到Q波。

2）以肢导联举例（假设下壁心肌梗死），见图10-10。

图10-10　"窗口"学说解释心肌梗死时肢导联上Q波（QS波）的形成

（3）Q波的演变过程。

与T波、ST段一样，Q波也随时间推移而呈现有一定规律的演变过程，有2种可能，如图10-11所示。

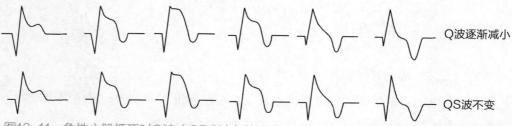

图10-11　急性心肌梗死时Q波（QRS波）的演变。20%患者的QS波随时间推移终将消失

（二）急性STEMI心电图呈现动态演变过程

心肌梗死主要指的是心室肌的梗死。当发生心肌梗死时，体表心电图的改变主要集中表现为反映心室肌复极的ST段和T波以及心室肌除极的QRS波群的改变。此外，如表10-1所示，急性STEMI体表心电图上T波、ST段和Q波遵循着一定规律的动态演变过程，这是急性STEMI极具特征的心电表现，具有诊断和鉴别诊断意义。

表10-1 急性STEMI心电图的经典演变过程

心电图特征	分期及表现	持续时间	来院就诊的概率
	超急性期： 表现出底部宽、高耸的T波。也可见ST段压低	在梗死发生后10min到数小时内	持续时间短。近年来胸痛患者就诊意识增强，记录到此期心电图的病例越来越多
	急性期： ST段逐渐抬高，直至抬到最高，与T波共同构成单向曲线，之后ST段又逐渐降低，最后回复到等电位线。此过程常伴异常Q波，且随ST段演变，T波也逐渐深倒	持续数日	送来医院的就诊者多为此期患者。有的ST段还在不断升高；有的ST段则逐渐下降，向亚急性期发展
	亚急性期： ST段回复到等电位线后一般不再变动，但T波倒置逐渐加深至深倒T波，之后又渐回复至正常T波（T波也可能恒定浅倒）	此期时长数日、数周，少数达数月	小部分来院就诊者属此期患者，多为症状轻或无痛性心肌梗死患者
	陈旧期： 从T波恢复至正常（或浅倒）开始，即进入陈旧期。多留有异常Q波或QS波	持续数月至数年	偶尔，患者不知道自己有"心肌梗死"史，体检做心电图检查方发现有"病理性Q波"而被诊断为心肌梗死

三、临床急性心肌梗死患者的特点及其体表心电图特征

1. 动物实验中，可随意地将心肌控制达缺血程度，或损伤程度，或梗死程度。

2. 临床患者的发病过程并非如此简单！多数患者，冠状动脉完全闭塞20～30min后，受其供血的心肌即有少数坏死，并开始了急性心肌梗死的病理过程。少数患者，在冠状动脉完全闭塞前，有反复心肌缺血现象，导致病情时好时坏。

3. 进入医生视野的急性STEMI患者，其体表心电图通常是心肌缺血型、损伤型和坏死型3项特征并存的综合图形，也就是说，医生接诊的STEMI患者多处于急性期。近20余年来，随着"健康中国"的大力推广以及各级医院"胸痛中心"的建立，胸痛患者就诊意识增强，因此记录到以底部宽、高耸T波为特征的超急性期STEMI的心电图病例越来越多，甚至记录到de Winter综合征的心电图改变。而发病后无特殊临床表现，或者临床表现较轻的患者可能不会近期就诊，在以后常规体检或因其他原因就诊时做心电图才发现有陈旧性心肌梗死的存在，但具体何时发生过心肌梗死则难以确定。

4. 临床STEMI患者，除体表心电图的波形呈动态演变外，其血清心肌坏死标志物（CK-MB、cTnI/T）水平也呈动态演变，临床称为"STEMI的2个动态演变"。抽血检测心肌标志物，动态（多次抽血）观察其消长规律，结合临床表现和体表心电图改变，对STEMI的诊断、判定始发时间和时期都极有帮助。

5. 临床STEMI患者的体表心电图，其T波、ST段和Q波的变化遵循表10-1所示的动态演变过程，这是STEMI特征性的表现，具有诊断和鉴别诊断价值。如上所述，每个患者从发病到就诊的时间不同，短者数十分钟、长者数天后才就诊，甚至有些患者临床表现不典型，具体发病时间都难以确定。因此，当接诊急性STEMI患者时，通过判读心电图，结合病史及心肌标志物测量值的动态变化，应基本明确患者处于STEMI的哪个时期，以便制订针对性的临床治疗决策。

6. 初学者可能没有机会完整诊治一例从发病到出院的急性STEMI的患者，对急性STEMI体表心电图和血清心肌标志物动态演变过程印象不深，所以反复强调急性STEMI体表心电图和血清心肌标志物动态演变的规律，对于诊断与鉴别诊断都有重要意义。

（1）诊断方面：

1）根据《中国胸痛中心认证标准（第六版）》，急性胸痛患者首次医疗接触（first medical contact，FMC）后必须在10min内完成首份12导联（怀疑下壁和正后壁心肌梗死者需行18导联）心电图检查，20min内有cTnI/T报告结果。一旦确诊为急性STEMI，立即启动急性STEMI相关诊治的绿色通道，包括30min内实施"双抗"治疗及激活心脏导管室等。

2）当患者临床表现不能排除急性STEMI，而心电图表现却不典型时，怎么办？对！千万不要放走患者，将患者留观。①除常规治疗外，应动态掌握病情变化，特别要注意定期复查体表心电图和心肌标志物。经2次心电图检查（首次与第2次心电图检查间隔15~30min）和cTnI/T测定，在排除急性冠脉综合征后，根据详细病史、体查和生化结果进行Grace评分。②Grace评分为低危者，应在患者症状发作6~12h内进行第2次cTnI/T测定，留观期间应多次检查体表心电图，以防漏诊。③再次进行Grace评分：cTnI/T阳性或评分为高危者，按急性冠脉综合征处理；cTnI/T可疑阳性或评分为中危者，收住入院；cTnI/T阴性或评分为低危者可以出观察室，叮嘱患者随诊并行相应检查如运动负荷试验、冠状动脉CT等。

（2）鉴别诊断方面：心电图上T波、ST段和Q波遵循这一演变规律者，支持急性STEMI。否则，在结合临床表现、血清心肌标志物水平及变化基础上，要排除NSTEMI、急性心肌炎、心功能不全、肾功能不全等其他疾病的可能性。

四、急性心肌梗死的临床诊断

1. 2000年之前经典的心肌梗死临床诊断方法，称为"3：2法"。

（1）急性心肌梗死的诊断：以下3条中至少具备2条即可诊断。①缺血性胸痛的临床表现；②心电图改变（动态演变，包括Q波，尤其是ST段和T波的动态改变）；③血清心肌酶学的增高及动态演变（主要是CK和CK-MB，其他还包括AST、LDH）。结合临床表现，用此方法判读典型急性心肌梗死的心电图，一般不会漏诊、误诊。

（2）心肌梗死的临床分类：根据体表心电图上有无Q波，临床上将心肌梗死分为有Q（波）型心肌梗死和无Q（波）型心肌梗死。两者的临床特征、病理改变和预后不一样。①有Q（波）型心肌梗死者，往往ST-T呈动态演变过程，相应病理改变呈穿壁性心肌梗死，近期预后相对较差。②无Q（波）型心肌梗死，也称为"心内膜下心肌梗死"，往往表现为ST段压低伴T波倒置，其病理改变为非穿壁性心肌梗死，近期预后好而远期预后相对较差。

（3）心肌梗死的临床分期：主要是根据体表心电图的动态演变过程来分期的，包括超急性期、急性期、亚急性期和陈旧（性）期。

2. 2000年之后通用的心肌梗死临床诊断方法，称为"1+1法"。

这是ESC/ACCF/AHA/WHF根据具有高敏感性和特异性的血清cTnI/cTnT（肌钙蛋白I/T）的广泛使用以及基础和大型临床研究结果于2000年提出的诊断方法，至今已更新了数个版本。

（1）急性心肌梗死的诊断：患者发生急性心肌损伤，即检测到cTnI/T水平有升高和/或回落过程，且存在以下5项急性心肌缺血临床证据中的至少1项者，应考虑诊断为急性心肌梗死。①心肌缺血的症状；②新发生的缺血性心电图改变；③出现病理性Q波；④影像学检查发现与缺血相一致的新发生的存活心肌丢失或局部节段性室壁运动异常；⑤血管造影或尸检证实冠状动脉存在血栓（不适用于2型或3型心肌梗死）。

这种诊断方法简称"1+1"法，第1个"1"为cTnI/T水平升高，第2个"1"为急性心肌缺血的临床依据。当然，前者需要排除cTnI/T升高的非缺血性心脏病原因。而心肌缺血临床依据中的②、③条指的都是体表心电图的改变，但意义不一样：新发生的缺血性心电图改变指的是ST段抬高、ST段压低和T波改变，一旦出现病理性Q波则提示心肌组织及电活动功能的丢失，前者为心肌缺血、后者为心肌坏死。

（2）心肌梗死的病理改变。

1）按心肌梗死范围分为4种类型。①微小：局灶坏死；②小面积：面积＜左心室心肌的10%；③中等：面积为左心室心肌的10%～30%；④大面积：面积＞左心室心肌的30%。

2）按冠状动脉内血栓成分及管径狭窄程度分为2种类型。①急性STEMI：红色血栓，即纤维蛋白网络红细胞、血小板等成分，管腔几乎或完全闭塞，临床可行溶栓治疗；②急性NSTEMI：白色血栓，即血小板为主要成分，管腔呈不完全闭塞，临床不行溶栓治疗。

（3）心肌梗死的临床分类：《心肌梗死通用定义（2018第四版）》指出，心肌梗死分为5种类型。①1型：急性动脉粥样硬化血栓形成所致；②2型：氧供需失衡所致，与血栓无关；③3型：猝死（有症状和心电改变，但无cTnI/T结果）；④4型：与PCI相关的心肌梗死；⑤5型：与CABG相关的心肌梗死。

临床工作中，仍然按照体表心电图改变进行常见心肌梗死的分类。不过，不再使用有Q（波）型心肌梗死、无Q（波）型心肌梗死、心内膜下心肌梗死这些概念，而是根据ST段和T波改变将急性心肌梗死分为急性STEMI和急性NSTEMI两类，与临床尽早进行血运重建/心肌再灌注治疗相呼应，彰显"时间就是心肌、心肌就是生命"的理念。

（4）心肌梗死的临床分期：主要根据时间进行分类，包括①进展期：＜6h；②急性期：6h至7天；③愈合期：7～28天；④陈旧期：29天及以上。需要指出的是，临床表现和心电图改变提示的急性心肌梗死发作时间可能与病理改变反映的时间并不一致。

3. 随着科技不断发展，大型临床与基础研究的循证医学结果，以及比CK-MB更敏感、更特异的心肌标志物cTnI/T和心脏超声、冠脉CT、心脏PET-CT、心脏MR、冠脉造影等影像技术的广泛应用，使得更早、更准确诊断急性心肌梗死成为可能。

其实，过去经典的"3∶2"和目前通用的"1+1"心肌梗死诊断方法有很多相似之处。从临床实用角度出发，始终是围绕心肌缺血临床表现、体表心电图有新发心肌缺血图形改变及血清心肌标志物升高三要素来进行临床诊断的。笔者感觉得到，无论从概念还是从诊断方法上，目前临床医生正交叉使用着这两种方法。

迄今为止，在急性心肌梗死，尤其是在急性STEMI诊断中，体表心电图仍是不可或缺的重要手段。

五、急性和陈旧性STEMI的定位诊断

1. 急性STEMI的定位主要根据出现特征性ST-T改变的导联来判断，陈旧性心肌梗死的定位主要根据出现病理Q波的导联来判断。部分NSTEMI也可以根据ST段下移的导联，或从aVR导联、新发右束支阻滞、缺血性J波、N波等方面对梗死部位作大概估计（表10-2）。定位诊断有助于预判梗死相关动脉（infarct related artery，IRA）是哪一条冠状动脉。

表10-2　心肌梗死的心电图定位诊断

心肌梗死部位	导联
前间壁	V_1、V_2、V_3
前壁	V_2、V_3、V_4、V_5
广泛前壁	V_1、V_2、V_3、V_4、V_5
下壁	Ⅱ、Ⅲ、aVF
正后壁	（V_1~V_3镜面相）、V_7、V_8、V_9
高侧壁	Ⅰ、aVL
右室	V_{3R}、V_{4R}

注：（1）多部位心肌梗死，如广泛前壁+侧壁表现在V_1~V_6和Ⅰ、aVL导联。以此类推。

（2）此表的含义是：从18导联心电图不同导联上所显示的心肌梗死特征性心电图改变，能较为精确地标测出哪部分心肌发生了梗死，也可大概估计是哪一条冠状动脉发生了病变。

2. 如图10-12所示，以2个圆锥体分别代表左、右心室，与心脏动脉分布示意图联系在一起，以帮助读者理解心肌梗死的部位及相应病变的冠状动脉，即罪犯血管（IRA）。

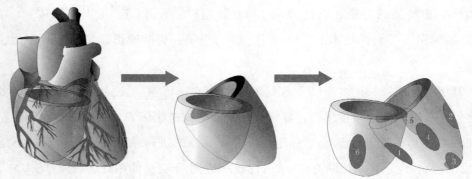

1. 前间壁；2. 侧壁；3. 下壁；4. 前壁；5. 正后壁；6. 右室壁

图10-12　心室壁与冠状动脉分布关系示意图

（一）急性广泛前壁STEMI［（心）图10-3，图10-13］

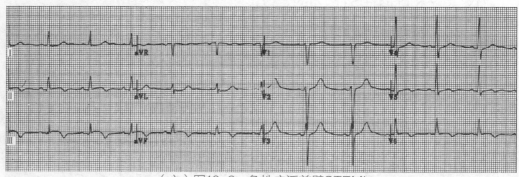

（心）图10-3　急性广泛前壁STEMI

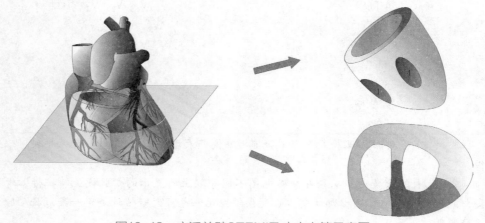

图10-13　广泛前壁STEMI及病变血管示意图

（二）陈旧性前间壁心肌梗死 [（心）图10-4，图10-14]

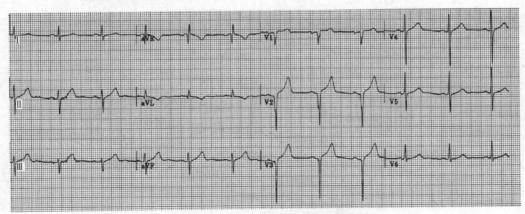

（心）图10-4　陈旧性前间壁心肌梗死

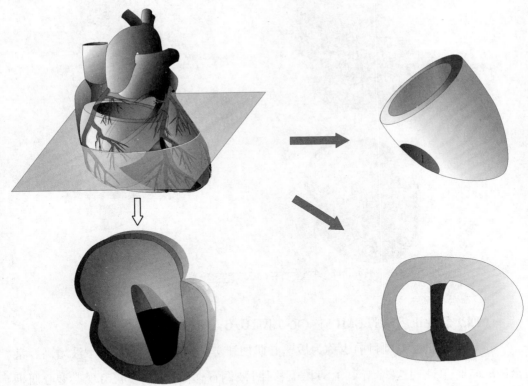

图10-14　前间壁心肌梗死及病变血管示意图

（三）急性下壁STEMI［（心）图10-5，图10-15］

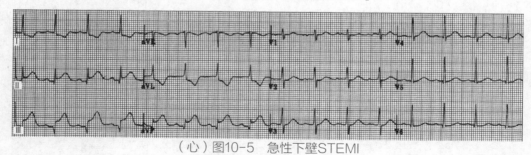

（心）图10-5　急性下壁STEMI

图10-15　下壁STEMI及病变血管示意图

（四）急性正后壁STEMI ［（心）图10-6，图10-16］

正后壁心肌梗死（目前也称为后壁心肌梗死）：V_1和/或V_2导联上R波增高，甚至R/S≥1，急性期这2个导联上ST段下移伴T波倒置；而V_7～V_9导联出现典型心肌梗死图形。两组导联互为镜像，但后者敏感性不如V_1和/或V_2导联上的改变。单纯正后壁心肌梗死少见，常与下壁和右心室心肌梗死并存。

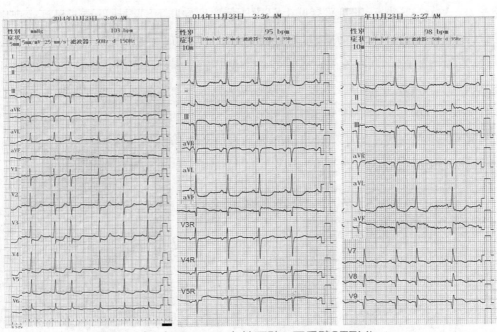

（心）图10-6　急性下壁、正后壁STEMI

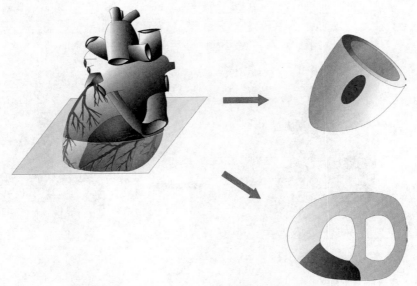

图10-16　正后壁STEMI及病变血管示意图

（五）急性右心室STEMI［（心）图10-7，图10-17］

右心室心肌梗死：右胸V_{3R}~V_{5R}导联上ST段抬高≥0.1mV，出现病理性Q波；典型急性右心室STEMI者，往往V_{4R}导联（有时为V_{5R}导联）ST抬高>V_1导联ST抬高，又或者V₁、V₂导联ST段压低且V₂导联上ST段压低比V₁导联上ST段压低更明显，表现出自右胸导联向左胸导联抬高的ST段呈降低趋势；单纯右心室STEMI少见，多与急性下壁、正后壁STEMI同时发生，若在急性下壁、正后壁STEMI时，右胸V₃ᵣ~V₅ᵣ这几个导联上ST段抬高不明显，只要V₄ᵣ导联ST段抬高≥0.05mV也应考虑并存急性右心室STEMI的可能。因右心室壁薄，急性右心室STEMI的典型心电图表现多在数小时至24h内变得不典型，因此，对于胸痛就诊者应常规做18导联体表心电图，增加捕捉到典型心电图表现的机会。

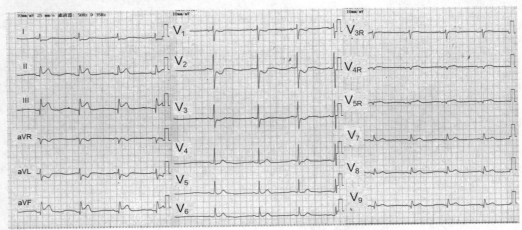

（心）图10-7　急性下壁、正后壁及右心室STEMI

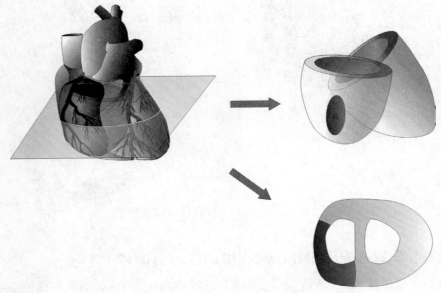

图10-17　右心室STEMI及病变血管示意图

六、较为特殊的急性心肌梗死

（一）NSTEMI

NSTEMI可能有以下表现中的一种：①除aVR导联外，体表心电图所有导联上的ST段水平下移≥1mm；②某些导联ST段下移，T波改变，不出现Q波；③某些导联只出现T波倒置；④心电图基本正常，在诊断NSTEMI的患者中，20%~50%患者的心电图基本正常。因此，NSTEMI主要依靠血清心肌标志物，如心肌酶CK-MB及血清肌钙蛋白cTnI/T值的升高和演变，结合临床表现加以诊断。

（二）束支阻滞合并急性STEMI

1. 完全性左束支阻滞（CLBBB）合并急性STEMI：CLBBB时，体表心电图QRS波群增宽，其中V$_1$~V$_4$导联往往呈QS型或rS型（r不占时间，呈胚胎r）伴继发性ST段抬高和T波直立，V$_5$、V$_6$、Ⅰ、aVL导联呈矮胖R型伴继发性ST段下斜型下移和T波倒置。

CLBBB的图形改变本身就易被误认为急性前壁STEMI，而且CLBBB还可掩盖急性STEMI特征性的ST-T和Q波改变，因此CLBBB合并急性STEMI时，心电图诊断急性STEMI颇为困难。

遇此情况时：①应在CLBBB图形基础上，注意观察ST-T的些微改变和动态演变，如V$_1$~V$_3$导联ST段是否压低，V$_5$~V$_6$甚至Ⅰ、aVL导联有无ST段抬高，V$_5$~V$_6$导联有无R波前的Q波或R波后的S波等；若新发CLBBB在数日内消失，则STEMI的图形可以表现出来。②心肌标志物升高且呈动态演变将为诊断提供极大帮助。③Sgarbossa等提出的CLBBB合并急性STEMI的3条独立的评分诊断标准：ST段同向性（与QRS主波方向一致）上抬≥1mm（评5分），V$_1$、V$_2$或V$_3$导联ST段下移≥1mm（评3分），ST段异向性（与QRS主波方向相反）上抬≥5mm（评2分）。评分3分以上则表明特异性很高，如仅有第3条（2分）需进一步检查明确。到目前为止，该标准获得较多认可，有不少研究者对该标准做了一些补充，建议参考相关文献学习。

2. 完全性右束支阻滞（CRBBB）合并急性STEMI：CRBBB时，体表心电图QRS波群增宽，其中V$_1$~V$_2$导联呈rsR型，或呈宽大切迹的R波，V$_5$、V$_6$呈qRs或Rs型，S波增宽，伴继发性ST-T改变。

CRBBB合并急性STEMI时，两者图形并存，基本上不会互相干扰，既有CRBBB图形改变，也有STEMI特征性的ST-T抬高甚至Q波的表现。因此，这种情况下心电图诊断急性STEMI没有什么困难。

20世纪90年代的急性STEMI指南中，要求必须同等对待胸痛并新发CLBBB与ST段抬高，说明当时非常重视胸痛并新发CLBBB的患者。但新近的研究表明，急性心肌梗死并新发CRBBB的发病率、住院死亡率和长期死亡率比急性心肌梗死并新发CLBBB还要高，这是罪犯血管多为左前降支（LAD）近端完全闭塞所致。因此，胸痛并新发CRBBB的这部分人群更有必要急诊开通罪犯血管，以获得较好预后。急性心肌梗死伴新发CRBBB者已被纳入《2017年ESC急性STEMI管理指南》和《2018年急性STEMI院前溶栓治疗中国专家共识》之中。

七、体表心电图上ST段抬高还可见于其他情况

1. 变异型心绞痛：常无Q波出现，在24h内ST段回复至等电位线，心肌标志物正常。

2. 早期复极综合征：为正常变异。实为J点上抬且ST-T改变在相对长时期内稳定，无动态演变过程。

3. 心肌梗死合并室壁瘤：20世纪关于心肌梗死合并室壁瘤的概念为，急性心肌梗死的患者，随病程进展，发病6个月后抬高的ST段始终不回降至等电位线就需考虑室壁瘤形成。随着心脏超声仪的广泛应用，随时利用心脏超声观察心脏结构的变化成为可能。有文献表明，急性心肌梗死发生后1周，甚至发生后3天左右就开始出现心室形态学和功能学的变化，因此急性心肌梗死的患者在急性期就可能形成室壁瘤。

4. 急性心包炎：心电图上除aVR导联外，其余导联上的ST段抬高呈现形状一致的改变，而无心肌梗死那样有对应导联上的相反改变（"镜面像"改变）。此外，急性心包炎时ST段抬高呈"马鞍状"（凹面向上）；当ST段回到等电位线时，才发生T波倒置；一般不出现"病理性"Q波。急性心包心肌炎患者，血清心肌标志物可升高。

5. 其他：如高钾血症、心脏肿瘤等。

八、急性心肌梗死并发心律失常

1. 可出现各种心律失常。如出现室性早搏等快速型室性心律失常必须紧急处理。

2. 下壁心肌梗死者，容易发生房室传导阻滞、窦性停搏或窦房阻滞。

3. 急性心肌梗死并非阵发性室性心动过速且血流动力学无障碍者，无须针对该种心律失常做特殊处理。近年来的观察有新的发现，具体可参考P129页内容。

【问题的提出】

1. 以胸痛症状就诊者需要常规做体表18导联心电图，一旦发现有急性下壁心肌梗死图形，应仔细辨认$V_7 \sim V_9$、$V_{3R} \sim V_{5R}$导联，以明确是否同时合并有正后壁STEMI和右心室STEMI。为什么？

答：因为多数中国人的下壁是由右冠状动脉供血，而右冠状动脉同时也供血给右心室和正后壁。下壁梗死者意味着右冠状动脉发生病变，照这样推理，正后壁和右心室完全有可能同时发生心肌梗死。所以，下壁发生心肌梗死时，应仔细辨认$V_7 \sim V_9$、$V_{3R} \sim V_{5R}$导联上的变化。

2. 为什么下壁心肌梗死者，容易发生房室传导阻滞、窦性停搏或窦房阻滞？

答：理由与上一问类似，因为大多数人的窦房结和房室交界区是由右冠状动脉供血的。

3. 发生心肌梗死时，抬高的ST-T形成的单向曲线与QS波相连，易被误认为QRS波群增宽，若心率快，则更容易被误诊为室性心动过速，是吗？

答：是。所以"室性心动过速"与"STEMI"是一对需要互相鉴别的心电图表现。

4. "非ST段抬高型心肌梗死（NSTEMI）"是怎么回事？若一例患者既无ST段抬高，又无Q波出现，怎样诊断为NSTEMI呢？

答：随着敏感而特异的血清心肌损伤标志物［血清肌钙蛋白I或T（cTnI/T）］和精准心脏影像学技术的应用，目前可以识别"微小"级别的局灶性心肌坏死。这些病例可能有症状，但无典型急性STEMI的心电图改变，只有ST段下移或T波倒置，甚至体表心电图基本正常，而血清cTnI/T检测值升高，在排除非心肌缺血因素所致cTnI/T升高后，诊断为NSTEMI。因此，在临床表现、心电图和心肌标志物3项内容中，血清cTnI/T值升高是诊断NSTEMI的主要依据。

附　录
Appendix

实战练习

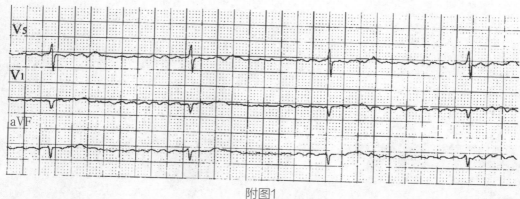

附图1

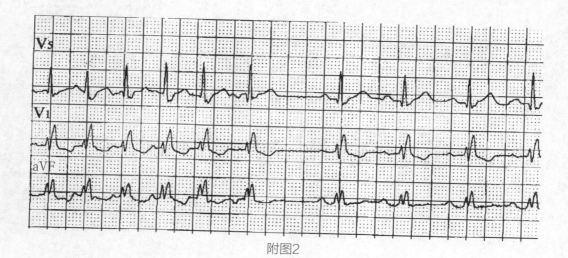

附图2

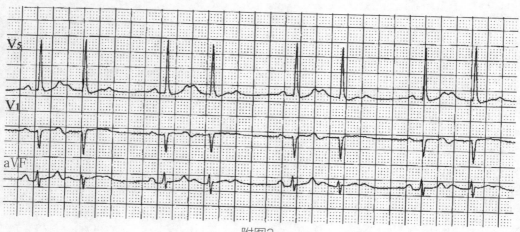

附图3

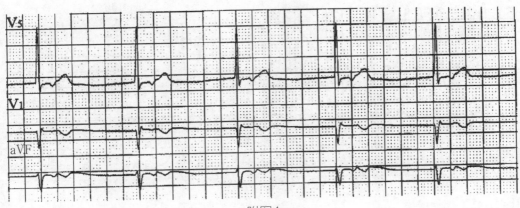

附图4

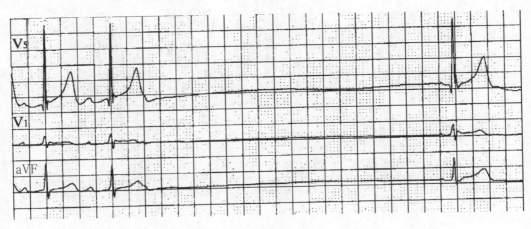

附图5

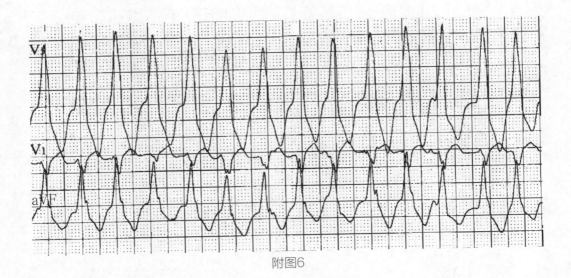

附图6

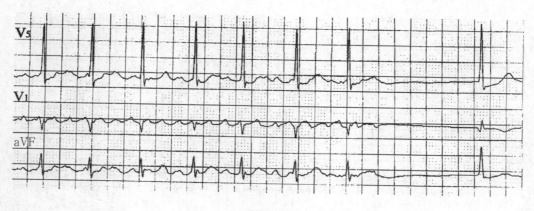

附图7

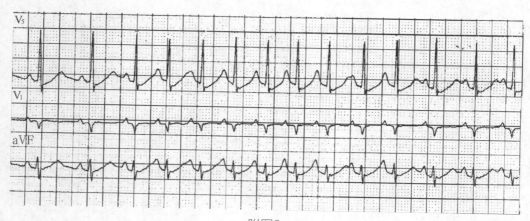

附图8

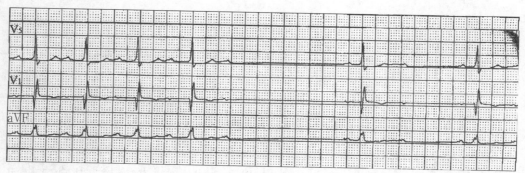

附图9

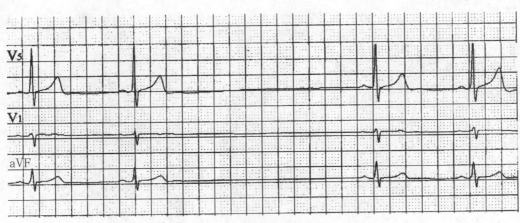

附图10

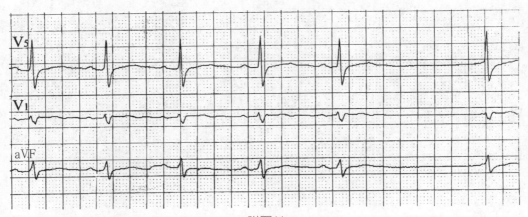

附图11

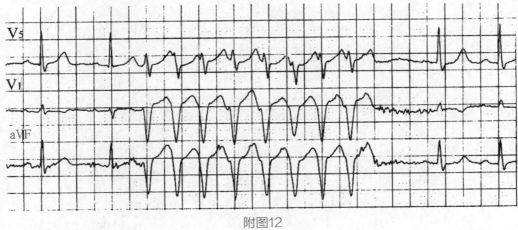

附图12

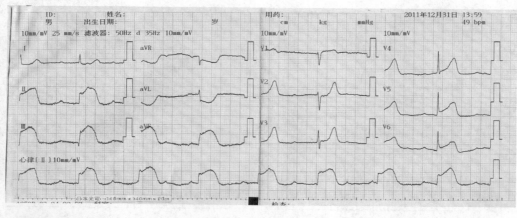

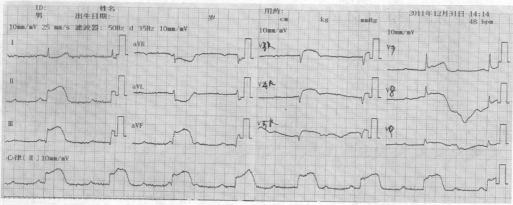

附图13

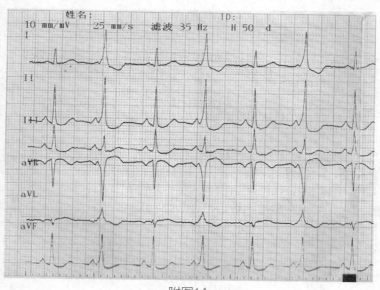

附图14

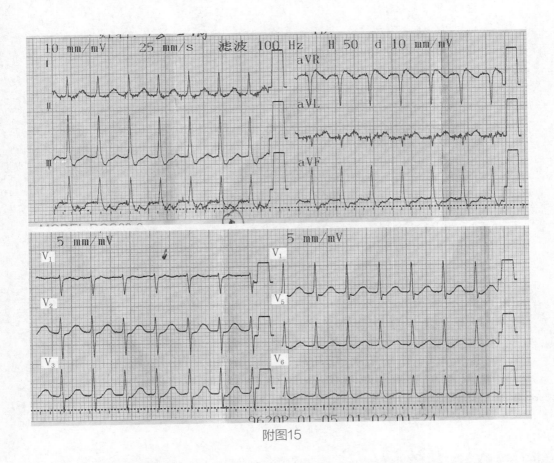

附图15

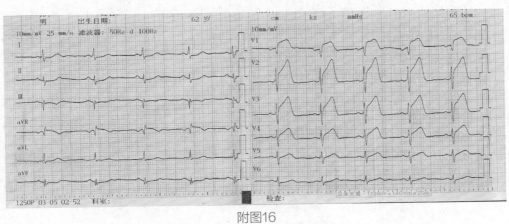

附图16

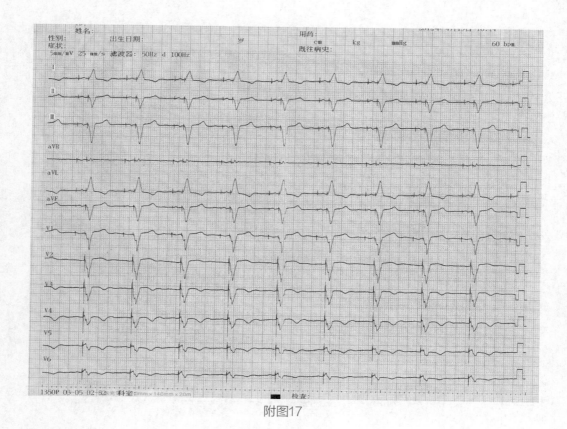

附图17

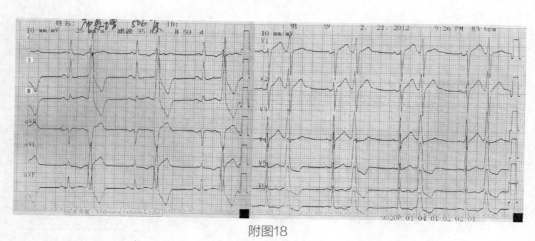

附图18

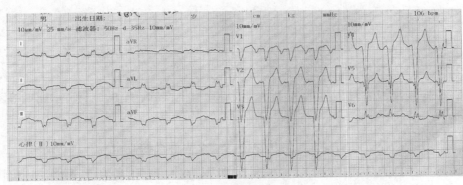

附图19

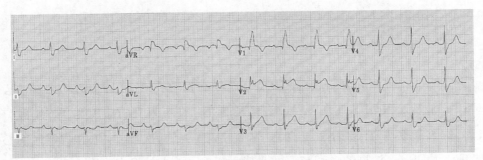

附图20

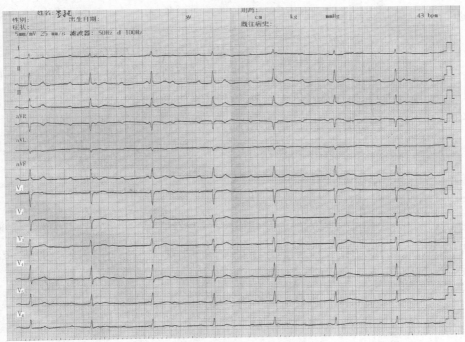

附图21

附图1。

四字法则：窄、慢。

主要特征：整幅心电图表现为窄QRS波群的激动。P波消失，代之以颤动的f波，f波频率为350～600次/min，QRS-T波群为室上性的、窄的，但R-R间期等距且频率慢。

参考答案：心房颤动合并Ⅲ度房室阻滞、交界性逸搏心律。

治疗参考：选用异丙肾上腺素或阿托品等提高心室率的药物，不能使用抗快速心律失常药，最佳方法是安装心脏起搏器。

附图2。

四字法则：宽、快。

主要特征：整幅心电图表现为宽QRS波群的激动。第7～10个激动为窦性心律P-QRS-T波群，其QRS-T波群表现为典型的完全性右束支阻滞（宽QRS波群）图形；第1～6个激动为快频率（连续3个以上且频率≥100次/min）心律失常时的心电图表现，其QRS-T波群的形态与窦性心律时QRS-T波群的形态完全一致，并可见P'波；R6-R7间期为快频率心律失常自动终止至第一个窦性激动出现时的代偿间歇（也可称为"窦房结恢复时间"）。

参考答案：窦性心律、完全性右束支阻滞并阵发性房性心动过速。

治疗参考：因窦性心律频率不慢，可选用"广谱"或针对"室上性"的抗快速心律失常药，如普罗帕酮（Ic类）、β受体阻滞剂（Ⅱ类）、胺碘酮（Ⅲ类）、维拉帕米（Ⅳ类）等。

附图3。

四字法则：窄、快。

主要特征：整幅心电图表现为窄QRS波群的激动。第1、3、5、7个激动为窦性心律P-QRS-T波群；第2、4、6、8个激动为提前出现的P'-QRS-T波群，且其QRS-T波群为窄QRS-T波群。P'波提前落在前一窦性激动的T波上，使之变高变尖。

参考答案：窦性心律，频发房性早搏（呈二联律房性早搏）。

治疗参考：可选用"广谱"或针对"室上性"的抗快速心律失常药。

附图4。

四字法则：窄、慢。

主要特征：整幅心电图表现为窄QRS波群的激动。R–R间期等距且频率约为50次/min；每个窄QRS波群激动之前无P波，其后有倒置的P'波（此份心电图无Ⅱ导联，但有aVF导联）且R–P'间期＜0.2s；始终未见窦性激动出现。

参考答案：交界性逸搏心律。

治疗参考：选用异丙肾上腺素或阿托品等提高心室率的药物，不能使用抗快速心律失常药，最佳方法是安装心脏起搏器。

附图5。

四字法则：窄、慢。

主要特征：整幅心电图表现为窄QRS波群的激动，有一长R–R间歇。第1、2个P–QRS–T波群为窦性心律激动且P–R间期＞0.2s；在第2个窦性心律激动T波降支的终末部见一提前出现的P'波，其后无QRS–T波群；在长达约4s的长R–R间歇后出现一窄的、室上性QRS–T波群，其前P'波形态与窦性P波形态不同，且P'–R间期比窦性心律P–R间期要短，提示可能为房性逸搏或交界性逸搏（阅图者应注意：未下传房性早搏后长达4s才有逸搏出现，无论是哪种逸搏，均提示窦房结及交界区的起搏功能不良）。

参考答案：窦性心律，房性早搏未下传致长R–R间歇伴室上性逸搏，Ⅰ度房室阻滞。

治疗参考：尽管窦律心率并不慢，但因该份心电图提示有"病窦综合征"存在，故治疗首先不应针对房性早搏，而主要针对窦房结（起搏）和房室交界区（起搏和传导）功能不良。最佳的方法是在安装心脏起搏器的基础上，再决定是否使用"广谱"或针对"室上性"的抗快速心律失常药。

附图6。

四字法则：宽、快。

主要特征：整幅心电图表现为宽QRS波群的激动，频率约为150次/min。仔细查看3个导联，虽无明显的心室夺获波或室性融合波，但可见房室分离现象。

参考答案：室性心动过速。

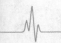
治疗参考：应立即选用"广谱"或针对"室性"的抗快速心律失常药，如利多卡因（Ib类）、普罗帕酮（Ic类）、β受体阻滞剂（Ⅱ类）、胺碘酮（Ⅲ类）等，也可采用电复律，争取尽早恢复为窦性心律。

附图7。

四字法则：窄、慢。

主要特征：整幅心电图表现为窄QRS波群的激动，但非窦性激动的P-QRS-T波群。第1~7个窄QRS-T波群是心房扑动（P波消失代之以F波，频率为250~350次/min，QRS波为室上性）发作时经房室交界区下传至心室时产生的窄QRS波；第8个窄QRS-T波群是心房扑动自动终止后首个出现的QRS波群，其前、后无P波，且其形态与房扑发作时下传至心室产生的QRS波群形态略有差别。为什么房扑终止后约1.6s首先出现的不是窦性激动？是否窦房结有病变？注意：房扑属快速心律失常，其发作时的心室率适中，该图四字法则中的"慢"主要是指房扑自动终止时有一相对长的R-R间歇。

参考答案：阵发性心房扑动，交界区逸搏（伴轻度差异性传导）。

治疗参考：应进一步排除窦房结病变。若窦房结功能好，可选用"广谱"或针对"室上性"的抗快速心律失常药来控制房扑的发作或发作时的心室率。若窦房结功能不好，治疗方法可参考附图5的"治疗参考"。

附图8。

四字法则：窄、快。

主要特征：整幅心电图表现为窄QRS波群的激动。第1、2个为窦性心律P-QRS-T波群，从第3个P'-QRS-T波群开始，是提前、呈串（run）出现的室上性激动，P'波落在前一激动的T波上，使T波变尖或呈"双峰"样T波；P'波形态大致相同，P'-P'间期不完全相等，呈1∶1房室传导，频率约为130次/min；第12~14个室上性激动的频率有减慢趋势。

参考答案：窦性心律，房性心动过速（自律性增高型房速可能性大）。

治疗参考：可选用"广谱"或针对"室上性"的抗快速心律失常药来控制房速的发作或发作时的心室率。

附图9。

四字法则：窄、慢。

主要特征：整幅心电图表现为窄QRS波群的激动，但有频繁的长R-R间歇出现。该份心电图中V$_1$导联QRS波群呈rSR'型，但QRS波群不宽。第1～4个P-QRS-T波群的P-R间期逐渐延长，直至第5个P波后脱落一个QRS-T波群［Ⅱ度Ⅰ型（莫氏Ⅰ型/文氏型）房室阻滞］；第5个P波至第6个P波之间的P-P间期大约是其前P-P间期的2倍（Ⅱ度窦房阻滞）；第6个、第8个P-QRS-T波群其P-R间期相等，0.12s＜P-R间期＜0.20s，但比第1个P-QRS-T波群的P-R间期短一些；第7个、第9个P波后各自脱落一个QRS-T波群［Ⅱ度Ⅱ型（莫氏Ⅱ型/2：1）房室阻滞］。该份图同时还有窦性心律不齐表现。因同一份图中既有莫氏Ⅰ型/文氏型，也有莫氏Ⅱ型房室传导阻滞表现，故考虑该病例的2：1房室传导阻滞为文氏型房室传导阻滞，原因请参看相关章节。注意：图中Ⅱ度窦房阻滞的表现比较容易漏诊。

参考答案：窦性心律不齐，Ⅱ度Ⅰ型（文氏型）房室传导阻滞，Ⅱ度窦房阻滞，不完全性右束支阻滞。

治疗参考：视临床表现，可选用异丙肾上腺素或阿托品等提高心室率的药物，最佳方法是安装心脏起搏器。

附图10。

四字法则：窄、慢。

主要特征：整幅心电图表现为窄QRS波群的激动，但有一长R-R间歇出现。第1～4个激动均为窦性心律P-QRS-T波群，心率约为48次/min。第2个和第3个激动之间有一长达3s的P-P（R-R）间歇，长P-P间期与基础窦性心律的P-P间期不呈倍数关系。

参考答案：窦性心动过缓，窦性停搏。

治疗参考：考虑为"病窦综合征"，应选用异丙肾上腺素或阿托品等提高心室率的药物，最佳方法是安装心脏起搏器。

附图11。

四字法则：窄、慢。

主要特征：整幅心电图表现为窄QRS波群的激动，但有一长R-R间歇出现。第

1～5个激动均为窦性心律P-QRS-T波群，心率约为62次/min。第5个和第6个激动之间有一长达1.9s的P-P间歇，长P-P间期与基础窦性心律的P-P间期呈倍数关系（刚好2倍）。第6个激动的P-R间期＜0.12s，为窦性激动使心房除极产生P波，又恰逢交界性逸搏产生所致。

参考答案：窦性心律，Ⅱ度窦房传导阻滞伴交界性逸搏。

治疗参考：考虑为"病窦综合征"，应选用异丙肾上腺素或阿托品等提高心室率的药物，最佳方法是安装心脏起搏器。

附图12。

四字法则：宽、快。

主要特征：第1个、第2个激动为窦性心律P-QRS-T波群，心率为75次/min。第3个激动为提前出现的、宽大畸形的QRS-T波群，并呈串（run）出现，频率约为160次/min，持续共8个宽QRS波群（持续时间＜30s）后自动终止，之后窦性心律激动重新出现。仔细查看3个导联，宽QRS波心动过速发作时虽无明显的心室夺获波或室性融合波，但隐约可见房室分离现象。

参考答案：短阵阵发性室性心动过速。

治疗参考：可选用"广谱"或针对"室性"的抗快速心律失常药来控制室速发作，防止发展成更为恶性的室性快速型心律失常，如室扑、室颤。

附图13。

四字法则：宽、慢。

主要特征：整幅心电图表现为窄QRS波群的激动，同时下壁导联ST段抬高，一不小心就很容易被误认为是"宽QRS波"。可见，急性ST段抬高的心肌梗死本身就应该与宽QRS波相互鉴别。图中右胸导联（V_{3R}～V_{5R}）和后壁导联（V_7～V_9）也呈典型ST段抬高型心肌梗死改变。注意长Ⅱ导联表现出Ⅲ度房室阻滞的特点，心室的起搏点为交界性逸搏心律。

参考答案：急性下壁、后壁和右室ST段抬高型心肌梗死，伴Ⅲ度房室阻滞，交界性逸搏心律。

治疗参考：若有泵功能不全，应使用非洋地黄类正性肌力药物；缓慢心律失常者若有明显血流动力学改变，则应使用加快心跳的药物或安装临时起搏器。若患者处于时间窗内，有条件的单位，可以采用急诊PCI术或急诊CABG术；无急诊介入或手术治疗条件的单位，可采用溶栓术。只要无禁忌证，冠心病药物治疗选用"A、B、C"方案。该患者暂不宜使用"B"方案。

附图14。

四字法则：宽（间歇出现）、频率适中。

主要特征：整幅心电图表现为窄QRS波群与宽QRS波群交替出现，宽QRS波群前有P波。按照第五章第六节"预激综合征"内容，分别测定宽QRS波群和正常P-QRS-T波群的P-R间期、P-J间期，之后进行比较，结果宽QRS波群的P-R间期短于正常P-QRS-T波群的P-R间期，而两者的P-J间期相等，由此可得出正确答案。

参考答案：间歇性（B型）预激综合征。

治疗参考：若有心动过速发作，可以考虑做射频消融旁路的根治手术。通常不需要长期服药。如果要选用药物，则应该尽量避免只减慢房室结传导并增快旁路传导的药物，如洋地黄、维拉帕米或β受体阻滞剂。

附图15。

四字法则：窄、快。

主要特征：整幅心电图表现为窄QRS波群的心动过速。R-R间期等距，未见明显P波。结合患者"突发突止"心悸发作史，可以做出正确诊断。

参考答案：阵发性室上性心动过速。

治疗参考：心动过速反复发作者，应考虑做射频消融根治手术。若在急诊科遇到类似患者，可以选用的药物包括普罗帕酮、β受体阻滞剂、胺碘酮、维拉帕米、腺苷，甚至洋地黄。最新指南推荐首选腺苷。

附图16。

四字法则：宽、频率适中。

主要特征：整幅心电图表现为窄QRS波群的激动，同时前胸多个导联ST段抬高，很容易被误认为是宽QRS波。可见，急性ST段抬高的心肌梗死本身就应该与宽QRS波相互鉴别。图中V$_1$~V$_4$导联的ST段明显抬高，而V$_5$~V$_6$导联ST段也有抬高。

参考答案：急性广泛前壁ST段抬高型心肌梗死。

治疗参考：若有泵功能不全和/或心源性休克，应使用非洋地黄类正性肌力药物及主动脉内球囊反搏辅助装置（IABP）；明显低氧血症时，可考虑呼吸机人工辅助呼吸。若出现频发室性早搏等快速型心律失常，可首选胺碘酮治疗；缓慢心律失常者若有明显血流动力学改变，则应使用加快心跳的药物或安装临时起搏器。若患者处于时间窗内，有条件的单位，可以采用急诊PCI术或急诊CABG术；无急诊介入或手术治疗条件的单位，可采用溶栓术。只要无禁忌证，冠心病药物治疗必须选用"A、B、C"方案。

附图17。

四字法则：宽、频率适中。

主要特征：整幅心电图表现为宽QRS波群。仔细阅图可发现，每个P波和每个QRS波群之前都有"起搏脉冲（丁）"。

参考答案：起搏器心电图，起搏和感知功能良好（可能是DDD型）。

治疗参考：双腔起搏器本身就是一种治疗缓慢型心律失常的手段。应嘱患者定期随访，以明确起搏器的各项功能，尤其是起搏和感知功能。

附图18。

四字法则：宽（间歇出现）、频率适中。

主要特征：整幅心电图表现为窄QRS波群与宽QRS波群交替出现，宽QRS波群前无相关P波。按照所学内容，除诊断为室性早搏二联律外，从室性早搏QRS波的形态来分析，室性早搏很有可能起源于右室流出道。

参考答案：频发室性早搏，呈二联律室性早搏。

治疗参考：频发室性早搏，可以考虑做射频消融（异位兴奋点）术。如果要选用药物，可以选用β受体阻滞剂，其次为胺碘酮、普罗帕酮、慢心律（美西律）等。

附图19。

四字法则：宽、频率适中。

主要特征：整幅心电图表现为宽QRS-T波群，且每个宽QRS-T波群前都有P波，P波的特征符合窦性心律P波的特点。［该患者因胸痛2h就诊，心电图表现为完全性左束支阻滞（CLBBB），虽然无以往心电图作为参考，仍考虑为新发CLBBB，按急性冠状动脉综合征（ACS）收住入院。其后血清cTnT系列测定的结果符合急性心肌梗死的发生、发展过程。］

参考答案：CLBBB，可能是新发的，结合胸痛症状，临床诊断为急性心肌梗死。

治疗参考：急性期没有特别针对CLBBB的治疗措施，其余治疗按急性心肌梗死处理。

特别提醒：CLBBB合并STEMI时，心肌梗死特征性心电图改变将变得不典型，容易漏诊心肌梗死。所以指南建议，胸痛伴新发CLBBB者，临床就应该诊断为急性心肌梗死。有兴趣的读者可参考1996年Sgarbossa提出的CLBBB合并 STEMI的心电图特征。

附图20。

四字法则：宽、频率适中。

主要特征：整幅心电图表现为宽QRS-T波群，且每个宽QRS-T波群前都有P波，P波的特征符合窦性心律P波的特点。宽QRS波的特征符合完全性右束支阻滞（CRBBB）的特点，如右胸导联主波向上，Ⅰ、V_5和V_6导联S波增宽等。但V_1和V_2导联无起始 r 波，反而以 q 波开始，且V_1和V_2导联（尤其是V_2导联）可见ST段上抬，这些与CRBBB特征不符，而与STEMI的"红旗飘飘"样改变相符。

参考答案：急性前间壁ST段抬高型心肌梗死，CRBBB伴左前分支阻滞。

治疗参考：急性期没有特别针对CRBBB的治疗措施，其余治疗按急性心肌梗死处理。

特别提醒：CRBBB合并STEMI时，心电图表现为两者的叠加组合，即CRBBB不会导致心肌梗死特征性的心电图改变消失，心电图上仍可见各自的特征性改变。

附图21。

四字法则：窄、慢。

主要特征：整幅心电图表现为窄QRS-T波群，R-R等距但频率仅为43次/min；同时也可见P波，P波符合窦性特征，P-P等距，P波频率为100次/min；P波与窄QRS波无关，各自有其规律性；P波频率＞QRS波频率。

参考答案：Ⅲ度房室阻滞，交界性逸搏心律。

治疗参考：若有血流动力学障碍，如低血压、心功能不全等，则选用提高心室率的药物，不能使用抗快速心律失常药。最佳方法是安装心脏起搏器，可先安装临时起搏器，传导阻滞不能恢复者安装永久埋藏式起搏器。

参 考 文 献

[1] 陈新. 黄宛临床心电图学[M]. 6版. 北京:人民卫生出版社，2009.

[2] 中国心电学会，中国心律学会. 心电图标准化和解析的建议与临床应用国际指南2009[M]. 北京：中国环境科学出版社，2009.

[3] 中华医学会心血管病学分会，中国生物医学工程学会心律分会，中国医师协会循证医学专业委员会，等. 心律失常紧急处理专家共识[J]. 中华心血管病杂志，2013, 41（5）：363-376.

[4] 中华医学会心电生理和起搏分会，中国医师协会心律学专业委员会. 2020室性心律失常中国专家共识（2016共识升级版）[J]. 中国心脏起搏与心电生理杂志，2020，34（3）：189-253.

[5] 郭继鸿. 宽QRS波心动过速鉴别诊断新流程[J]. 临床心电学杂志，2009，18（6）：457-469.

[6] 郭继鸿. 宽QRS波心动过速的鉴别诊断：室速积分法[J]. 临床心电学杂志，2018，27（1）：55-64.

[7] JANUARY C T, WANN L S, ALPERT J S, et al. 2014 AHA/ACC/HRS guideline for the management of patients with atrial fibrillation: a report of the American College of Cardiology/American Heart Association Task Force on Practice Guidelines and the Heart Rhythm Society[J]. Circulation，2014，130(23):E199-E267.

[8] CHEN Q，XU J，GIANNI G，et al. Simple electrocardiographic criteria for rapid identification of wide QRS complex tachycardia: the new limb lead algorithm[J]. Heart Rhythm，2020，17（3）：431-438.

[9] THYGESEN K，ALPERT J S，JAFFE A S，et al. Fourth universal definition of myocardial infarction (2018)[J]. Globa Heart，2018, 13（4）：305-338.